# ATKINS-DIÄT 2025

110 Schnelle Rezepte Entdecken Sie die Ernährungstrends der Zukunft. Ein umfassender Leitfaden für Gewichtsverlust, langanhaltendes Wohlbefinden und ein aktives Leben

# KLARLOCK

# HAFTUNGSAUSSCHLUSS

Ziel dieses Buches ist es, nützliches und informatives Material zu den in der Veröffentlichung behandelten Themen bereitzustellen. Der Verkauf erfolgt unter der Voraussetzung, dass der Autor und der Herausgeber keine persönlichen medizinischen, gesundheitlichen oder anderen professionellen Dienstleistungen im Zusammenhang mit dem Buch erbringen. Der Leser sollte seinen Arzt, Gesundheitsdienstleister oder eine andere kompetente Fachkraft konsultieren, bevor er die Vorschläge in diesem Buch übernimmt oder Schlussfolgerungen zieht. Der Autor und der Herausgeber lehnen ausdrücklich jegliche Verantwortung für jegliche Haftung, Verluste oder Risiken persönlicher oder sonstiger Art ab, die sich direkt oder indirekt aus der Nutzung und Anwendung der Inhalte dieses Buches ergeben.

## NOTIZ

Alle Rezepte in diesem Buch sind für vier Personen konzipiert. Bei dieser Menge müssen die in den Rezepten angegebenen Zutaten berücksichtigt werden. Wenn Sie die Portion ändern müssen, empfiehlt es sich, die Dosierung der Zutaten proportional anzupassen. Es wird außerdem empfohlen, die Zubereitungs- und Kochanweisungen sorgfältig zu befolgen, um das beste Ergebnis zu erzielen. Wenn wir in diesem Buch von einer „Tasse" als Maßeinheit für Zutaten sprechen, meinen wir damit die Verwendung einer handelsüblichen Küchentasse mit einem Fassungsvermögen von etwa 240 Millilitern. Um die richtigen Mengen an Zutaten zu erhalten, ist es wichtig, einen Messbecher zu verwenden. Wenn Sie keinen Messbecher haben, können Sie einen Messbecher mit Skala verwenden und dabei darauf achten, dass die angegebenen Proportionen korrekt eingehalten werden. Hier sind einige Beispiele: 1 Tasse Mehl 100 gr. 1 Tasse Reis 200 gr. 1 Tasse Quinoa 200 gr

# DEN ERFOLG LANGFRISTIG SICHERN

# REZEPTE FÜR VORSPEISEN

# REZEPTE ERSTEN GÄNGE

# REZEPTE ZWEITEN GÄNGE

227 SCHWEINEKOTELETTEN MIT PILZSAUCE UND GEDÄMPFTEM BROKKOLI

230 BRÄTHÄHNCHEN MIT RUCOLA UND TOMATENSALAT

232 SEEZUNGE AM CARTOCCIO MIT GEDÄMPFTEM GEMÜSE

234 GEGRILLTE GARNELENSPIESSE MIT SAUTEIERTEN ZUCCHINI

236 SCHWEINEFILET MIT SENFSOSSE UND GEBACKENEM BLUMENKOHL

238 HÜHNER-CACCIATORA MIT GERÖSTETEN PAPRIKA

241 GEGRILLTER THUNFISCH MIT LIMETTENSAUCE UND GURKENSALAT

243 LAMMKOTELETTEN MIT GEGRILLTER SPARGELSEITE

245 CURRY HÄHNCHEN MIT GEBACKENEM BLUMENKOHL

247 GEBACKENER LACHS MIT AVOCADO-SAUCE UND SPINATSALAT

# NEBENREZEPTE

# EINFÜHRUNG IN DIE ATKINS-DIÄT

## Grundlagen und Ziele zur Gewichtsabnahme

**Die Atkins-Diät: Eine kohlenhydratarme, proteinreiche und fettreiche Diät, die den Körper in einen Stoffwechselzustand namens Ketose versetzen soll. In diesem Zustand verbrennt der Körper Fett als primäre Energiequelle anstelle von Glukose aus Kohlenhydraten, was zu einem schnellen Gewichtsverlust führt.**

**Fundamentale Prinzipien:**

**Drastische Kohlenhydratreduzierung: Begrenzen Sie die Kohlenhydrataufnahme je nach Phase der Diät auf 20-50 Gramm pro Tag. Erhöhen Sie die Proteinaufnahme: Nehmen Sie mageres Protein aus Fleisch, Geflügel, Fisch, Eiern und Milchprodukten zu sich, um Muskelmasse und Sättigung aufrechtzuerhalten. Gesunde Fette als primäre Energiequelle:**

Nehmen Sie gesunde Fette wie Olivenöl, Avocado, Nüsse und Samen in Ihre Ernährung auf, um das Sättigungsgefühl und die allgemeine Gesundheit zu fördern.

Abnehmziele:

Schneller anfänglicher Gewichtsverlust: Ketose kann zu einem schnellen Gewichtsverlust führen, insbesondere von Wasser und Glykogen, die in Leber und Muskeln gespeichert sind. Stetiger Gewichtsverlust: Wenn sich Ihr Körper an die Ketose anpasst, kann sich der Gewichtsverlust verlangsamen, sollte aber dennoch über einen längeren Zeitraum hinweg gleichmäßig erfolgen. Verbesserte Stoffwechselgesundheit: Die Atkins-Diät kann Risikofaktoren für Herzerkrankungen wie Cholesterin und Blutdruck verbessern und den Blutzuckerspiegel senken.

Die Atkins-Diät kann für manche Menschen eine wirksame Möglichkeit sein, Gewicht zu verlieren und die Gesundheit zu verbessern. Es ist jedoch wichtig, mit Ihrem Arzt zu sprechen, bevor Sie mit einer neuen Diät beginnen, insbesondere wenn bei Ihnen bereits Erkrankungen vorliegen. Es ist wichtig, dass Sie Ihre Ernährung richtig befolgen, um mögliche Gesundheitsrisiken zu vermeiden. In den nächsten Kapiteln werden wir uns eingehender mit der Atkins-Diät befassen und Ihnen die Informationen geben, die Sie benötigen, um eine fundierte Entscheidung darüber zu treffen, ob sie für Sie geeignet ist.

# WAS IST DIE ATKINS-DIÄT

Die Atkins-Diät ist ein Ernährungsansatz, der auf der Reduzierung von Kohlenhydraten und der Erhöhung der Aufnahme von Proteinen und gesunden Fetten basiert. Es wurde in den 1970er Jahren von Dr. Robert C. Atkins entwickelt und hat sich bei der Gewichtsabnahme und Appetitkontrolle als beliebt erwiesen. Die Atkins-Diät basiert auf der Theorie, dass eine übermäßige Aufnahme von Kohlenhydraten, insbesondere von solchen mit einem hohen glykämischen Index, zu Blutzuckerspitzen führen und die Bildung von Fettdepots fördern kann. Indem Sie Ihre Kohlenhydrataufnahme reduzieren, möchten Sie Ihren Blutzuckerspiegel stabil halten und Ihren Körper dazu ermutigen, Fettreserven als Energiequelle zu nutzen. In der Anfangsphase, der sogenannten Induktionsphase, begrenzen Sie Ihre Kohlenhydrataufnahme strikt auf weniger als 20 Gramm pro Tag. In dieser Phase

gelangt der Körper in den Zustand der
Ketose, in dem er hauptsächlich Fett zur
Energiegewinnung verbrennt. Als nächstes
fügen Sie nach und nach gesunde
Kohlenhydrate wie kohlenhydratarmes
Gemüse, Beeren und fettarme
Milchprodukte hinzu. Bei der Atkins-Diät
liegt der Schwerpunkt auf dem Verzehr
hochwertiger Proteine wie magerem Fleisch,
Fisch, Eiern und Milchprodukten. Fördern
Sie außerdem die Verwendung gesunder
Fette wie Olivenöl, Avocado, Nüsse und
Samen. Ziel ist es, ausgewogene, sättigende
Mahlzeiten zuzubereiten, die dabei helfen,
den Appetit zu kontrollieren und den
Blutzuckerspiegel stabil zu halten. Einer der
Kernpunkte der Atkins-Diät ist der Verzicht
auf raffinierten Zucker und Weißmehl sowie
auf verarbeitete und verpackte Lebensmittel,
die zugesetzte Kohlenhydrate enthalten. Wir
empfehlen Ihnen, vollwertige, frische und
unverarbeitete Lebensmittel zu wählen, um
den maximalen Nährwert zu erzielen.

Viele Menschen befolgen die Atkins-Diät, um Gewicht zu verlieren, aber es wird behauptet, dass sie auch andere Vorteile bietet, wie z. B. die Senkung des Blutzuckerspiegels, die Verbesserung des Triglycerid- und „guten" Cholesterinspiegels (HDL) sowie die Stabilisierung der Energie über den Tag hinweg. Zusammenfassend lässt sich sagen, dass es sich bei der Atkins-Diät um einen Ernährungsansatz handelt, der auf der Reduzierung von Kohlenhydraten und der Erhöhung der Aufnahme von Proteinen und gesunden Fetten basiert. Es wurde entwickelt, um Menschen beim Abnehmen zu helfen, den Appetit zu kontrollieren und den Blutzuckerspiegel zu stabilisieren. Es ist jedoch wichtig, vor Beginn eines umfassenden Diätprogramms einen Arzt zu konsultieren.

# VORTEILE DER ATKINS-DIÄT

Es wird angepriesen, dass die Atkins-Diät mehrere Vorteile für Gesundheit und Wohlbefinden bietet, insbesondere zur Gewichtsabnahme. Schauen wir uns einige der potenziellen Vorteile an, die Sie möglicherweise erleben:

1. Schneller anfänglicher Gewichtsverlust:

Eines der Markenzeichen der Atkins-Diät ist ihre Fähigkeit, vor allem am Anfang einen schnellen Gewichtsverlust herbeizuführen. Dies liegt daran, dass eine drastische Einschränkung der Kohlenhydrataufnahme dazu führt, dass der Körper in die Ketose eintritt, ein Zustand, in dem er beginnt, gespeichertes Fett zur Energiegewinnung zu verbrennen, anstatt Glukose aus Kohlenhydraten zu verwenden. Dieser Prozess kann zu einem erheblichen anfänglichen Gewichtsverlust führen, der häufig aus Wasser und Glykogen besteht, die in der Leber und den Muskeln gespeichert sind.

2. Verbesserter Blutzucker:

Die Atkins-Diät kann für Menschen mit Blutzuckerproblemen wie Prädibetes oder Typ-2-Diabetes von Vorteil sein. Durch die Reduzierung der Aufnahme von Kohlenhydraten, die im Blut in Glukose zerlegt werden, kann die Atkins-Diät dazu beitragen, den Blutzuckerspiegel unter Kontrolle zu halten .

3. Stärkeres Sättigungsgefühl:

Die Atkins-Diät legt Wert auf Eiweiß und gesunde Fette, Nährstoffe, die bekanntermaßen das Sättigungsgefühl fördern und den Hunger reduzieren. Dies kann im Laufe der Zeit zu einem geringeren Gesamtkalorienverbrauch und einem nachhaltigeren Gewichtsverlust führen.

**4. Reduzierter Appetit und Heißhunger auf zuckerhaltige Lebensmittel:**

**Durch die Begrenzung raffinierter Kohlenhydrate und zugesetzter Zucker kann die Atkins-Diät dazu beitragen, das Verlangen nach zucker- und stärkehaltigen Lebensmitteln zu reduzieren. Dies kann für diejenigen hilfreich sein, die mit emotionalem Hunger oder Heißhunger auf bestimmte Lebensmittel zu kämpfen haben. Es ist wichtig zu bedenken, dass die Forschung zur Atkins-Diät gemischt ist. Auch wenn sie einige kurzfristige Vorteile bietet, gibt es vor Beginn dieser Diät auch mögliche Nachteile, die man bedenken sollte.**

# PHASEN DER ATKINS-DIÄT

**Verstehen Sie den Prozess der Einführung, des Gewichtsverlusts, des Gleichgewichts und der Aufrechterhaltung.**

**Die Atkins-Diät ist eine kohlenhydratarme Diät, die in den 1970er Jahren von Dr. Robert C. Atkins entwickelt wurde und sich auf Eiweiß und gesunde Fette zur Gewichtsabnahme konzentriert. Es basiert auf dem Prinzip, den Körper in einen Stoffwechselzustand namens Ketose zu versetzen.**

**Die Atkins-Diät ist in vier progressive Phasen gegliedert:**

**1. Einführung (2 Wochen) : Extrem geringer Kohlenhydratkonsum, weniger als 20 Gramm pro Tag. Diese anfängliche Phase zielt darauf ab, die Ketose schnell einzuleiten.**

**Die Einführungsphase der Atkins-Diät**

**2. Gewichtsverlust : Erhöhen Sie die Kohlenhydrataufnahme schrittweise auf 25–50 Gramm pro Tag und verlieren Sie gleichzeitig weiterhin Gewicht.**

**Öffnet in einem neuen Fenster**

**3. Vor der Erhaltung : Erhöhen Sie die Kohlenhydrataufnahme weiter auf 50–100 Gramm pro Tag. In dieser Phase werden nach und nach kohlenhydratreiches Gemüse und einige Obstsorten eingeführt.**

**Die Vorerhaltungsphase der Atkins-Diät**

**4. Erhaltung : Erhöhung der Kohlenhydrataufnahme auf ein individuelles Erhaltungsniveau, das es Ihnen ermöglicht, das erreichte Gewicht zu halten. Das Ziel besteht darin, den niedrigsten Wert an Nettokohlenhydraten zu finden, der es Ihnen noch ermöglicht, Gewicht zu verlieren oder zu halten.**

# LEBENSMITTEL, DIE BEI DER ATKINS-DIÄT ERLAUBT UND EINGESCHRÄNKT SIND

## Eine ausführliche Anleitung

Die Atkins-Diät ist eine kohlenhydratarme Diät, die darauf abzielt, den Körper dazu zu bringen, Fett anstelle von Kohlenhydraten als primäre Energiequelle zu verbrennen. Es basiert auf dem Prinzip der Ketose, einem Stoffwechselzustand, bei dem die Leber aus Fetten Ketone für den Energiebedarf des Körpers produziert. Die Atkins-Diät ist in vier Phasen unterteilt: Einführung, Gewichtsverlust, Vorerhaltung und Erhaltung. Jede Phase hat ein spezifisches tägliches Kohlenhydratlimit und eine Liste erlaubter und eingeschränkter Lebensmittel.

Erlaubte Lebensmittel: In allen Phasen:

Fleisch: Rind, Schwein, Huhn, Truthahn, Lamm, Wild, Fisch und Meeresfrüchte. Eier: Ganze Eier, beliebig zubereitet

**Gesunde Fette:** Olivenöl, Avocadoöl, Butter, Sahne, Nüsse und Samen

**Low-Carb-Gemüse:** Blattgemüse (Spinat, Salat, Grünkohl), Brokkoli, Blumenkohl, Zucchini, Gurken, Paprika

**Low-Carb-Früchte:** Beeren (Erdbeeren, Himbeeren, Blaubeeren), Avocados, Grapefruits

**Käse:** Ganze Käsesorten (Cheddar, Mozzarella, Parmesan)

**Vollfettjoghurt:** Vollfetter griechischer Joghurt, zuckerfreier Joghurt

**Eingeschränkte Lebensmittel: In allen Phasen:**

**Getreide:** Brot, Nudeln, Reis, Müsli, Hafer

**Zucker und Süßigkeiten:** Süßigkeiten, Kekse, Kuchen, Eis, Haushaltszucker, Ahornsirup, Honig Früchte mit hohem Zuckergehalt: Bananen, Weintrauben, Mango, Orangen, Ananas

Gesüßte Getränke: Fruchtsäfte, kohlensäurehaltige Getränke, Energy-Drinks, gesüßter Tee, gesüßter Kaffee

Verarbeitete Lebensmittel: Pommes Frites, abgepackte Snacks, Fast Food

In den frühen Stadien (Einleitung und Gewichtsverlust):

Kohlenhydratreiches Gemüse: Kartoffeln, Süßkartoffeln, Rüben, Karotten, Mais

Hülsenfrüchte: Bohnen, Linsen, Kichererbsen

Darüber hinaus ist es wichtig zu bedenken, dass die Atkins-Diät nicht für jeden geeignet ist. Manche Menschen, wie zum Beispiel schwangere oder stillende Frauen, Menschen mit bestimmten Erkrankungen oder Personen mit Essstörungen, sollten diese Diät meiden.

# INDUCTION ÜBER DIE ATKINS-DIÄT

Die Induktionsphase der Atkins-Diät ist die restriktivste und die erste Phase, die auf eine Dauer von etwa zwei Wochen ausgelegt ist. Während dieser Zeit besteht das Ziel darin, Ihren Körper durch eine drastische Einschränkung der Kohlenhydrataufnahme in die Ketose zu versetzen.

Kohlenhydratlimit: Weniger als 20 Gramm Nettokohlenhydrate pro Tag: Die Angabe „Netto" ist wichtig, da nur verdauliche Kohlenhydrate berücksichtigt werden und Ballaststoffe von den Gesamtkohlenhydraten abgezogen werden. Ballaststoffe werden vom Körper nicht vollständig aufgenommen und tragen daher nicht wesentlich zur Kalorienaufnahme bei. Erlaubte Lebensmittel: Protein: Fettes Fleisch (Rind, Schwein, Lamm), Geflügel (Huhn, Truthahn), fetter Fisch (Lachs, Thunfisch), ganze Eier

Gesunde Fette: Olivenöl, Avocadoöl, Butter, Sahne, Nüsse und Ölsamen Low-Carb-Gemüse: Blattgemüse (Spinat, Grünkohl), Brokkoli, Blumenkohl, Zucchini, Spargel, Sellerie Wasser und kalorienfreie Getränke: Schwarzer Kaffee oder ungesüßter Tee Lebensmittel zu vermeiden: Getreide: Brot, Nudeln, Reis, Frühstückszerealien, Hafer Zucker und Süßigkeiten: Süßigkeiten, Kekse, Kuchen, Eis, Haushaltszucker, Ahornsirup, Honig Obst: Die meisten Früchte haben für diese Phase einen zu hohen Zuckergehalt. Kohlenhydratreiches Gemüse: Kartoffeln, Süßkartoffeln, Rüben, Karotten, Mais Hülsenfrüchte: Bohnen, Linsen, Kichererbsen Zuckerhaltige Getränke: Fruchtsäfte, Erfrischungsgetränke Limonaden, Energy-Drinks, gesüßter Tee, gesüßter Kaffee. Stärkehaltige Lebensmittel: Pommes Frites, abgepackte Snacks, Fast Food, Tipps für die Einarbeitungsphase: Trinken Sie viel Wasser: Wasser ist für die allgemeine Gesundheit von entscheidender Bedeutung und hilft dabei, überschüssige Ketone, die während der Ketose entstehen, auszuspülen. Elektrolyte ergänzen: Eine Kohlenhydratrestriktion kann zu einem Verlust von Elektrolyten wie Natrium, Kalium und Magnesium führen. Möglicherweise müssen Sie diese Mineralien durch Nahrungsergänzungsmittel oder Lebensmittel, die reich an Mineralstoffen sind, ergänzen. Planen Sie Ihre Mahlzeiten: Wenn Sie Ihre Mahlzeiten und Snacks im Voraus planen, können Sie Versuchungen widerstehen und Ihre Ernährung einhalten. Es ist wichtig zu bedenken, dass die Induktionsphase nur der erste Teil der Atkins-Diät ist. Nach den ersten zwei Wochen treten Sie in die Abnehmphase ein, in der Ihre Kohlenhydrataufnahme schrittweise erhöht wird, um die Gewichtsabnahme zu unterstützen und gleichzeitig die Fettverbrennung Ihres Körpers anzuregen.

# KOHLENHYDRAT MANAGEMENT

Strategien zur Überwachung der Kohlenhydrataufnahme und zur Maximierung des Gewichtsverlusts. Das Kohlenhydratmanagement ist ein grundlegender Aspekt der Atkins-Diät, da es Ihnen ermöglicht, die Ketose zu induzieren und aufrechtzuerhalten, den Stoffwechselzustand, der die Fettverbrennung als primäre Energiequelle begünstigt.

Die Phasen der Atkins-Diät und das Kohlenhydratlimit: Die Atkins-Diät ist in vier Phasen mit jeweils einem spezifischen täglichen Netto-Kohlenhydratlimit unterteilt:

Einführung: Weniger als 20 Gramm Nettokohlenhydrate pro Tag (ca. 2 Wochen)

Gewichtsverlust: Erhöhen Sie die Netto-Kohlenhydrate schrittweise um 5 Gramm pro Woche, bis Sie Ihren „kritischen

Kohlenhydratwert für die Gewichtsabnahme" erreichen (den Punkt, an dem Sie mit dem Abnehmen aufhören).

Vor der Erhaltungsmaßnahme: Erhöhen Sie die Nettokohlenhydrate schrittweise um 10 Gramm pro Woche, bis sich der Gewichtsverlust stabilisiert Erhaltung: Aufnahme von Nettokohlenhydraten, die die Ketose und das gewünschte Körpergewicht aufrechterhalten

Berechnung der Nettokohlenhydrate:

Um Ihre Nettokohlenhydrate zu ermitteln, müssen Sie die Ballaststoffe von Ihren Gesamtkohlenhydraten abziehen. Ballaststoffe werden vom Körper nicht vollständig aufgenommen und tragen daher nicht wesentlich zur Kalorienaufnahme bei.

Beispiel: Wenn ein Lebensmittel 15 Gramm Gesamtkohlenhydrate und 5 Gramm Ballaststoffe enthält, wären die Nettokohlenhydrate: 15 Gramm Gesamtkohlenhydrate – 5 Gramm Ballaststoffe = 10 Gramm

Nettokohlenhydrate Auswahl der richtigen Kohlenhydrate: Bei der Atkins-Diät sind nicht alle Kohlenhydrate gleich. Es ist wichtig, ballaststoff- und nährstoffreiche Lebensmittel zu wählen und solche mit einem hohen Gehalt an Zucker und raffinierter Stärke einzuschränken.

Beispiele für erlaubte kohlenhydrathaltige Lebensmittel: Low-Carb-Gemüse: Blattgemüse, Brokkoli, Blumenkohl, Zucchini, Paprika Zuckerarme Früchte: Beeren, Avocados, Grapefruits Gesunde Fette: Olivenöl, Avocadoöl, Butter, Sahne, Nüsse und Samen Proteine: Fleisch, Fisch, Eier Beispiele für kohlenhydrathaltige Lebensmittel, die eingeschränkt werden sollten: Getreide: Brot, Nudeln, Reis, Frühstückszerealien Zucker und Süßigkeiten: Süßigkeiten, Kekse, Kuchen, Eis, Haushaltszucker, Ahornsirup, Honig Früchte mit hohem Zuckergehalt: Bananen, Weintrauben, Mangos, Orangen, Ananas Kohlenhydratreiches Gemüse: Kartoffeln, Süßkartoffeln, Rüben, Karotten, Mais

Hülsenfrüchte: Bohnen, Linsen,
Kichererbsen

Tipps zum Kohlenhydratmanagement:

Lesen Sie die Lebensmitteletiketten sorgfältig durch: Achten Sie auf den Nettokohlenhydratgehalt und die Ballaststoffe jedes Lebensmittels. Planen Sie Ihre Mahlzeiten: Wenn Sie Ihre Mahlzeiten und Snacks im Voraus planen, können Sie fundierte Entscheidungen treffen und Ihre Kohlenhydratgrenzen einhalten. Verwenden Sie einen Messbecher: Verwenden Sie einen Messbecher, um Lebensmittel richtig zu portionieren und Ihre Kohlenhydrataufnahme zu kontrollieren. Hören Sie auf Ihren Körper: Achten Sie darauf, wie Sie sich fühlen und passen Sie bei Bedarf Ihre Kohlenhydratzufuhr an.

# VERBESSERN SIE IHRE ERGEBNISSE DURCH BEWEGUNG

So integrieren Sie ein Fitnessprogramm in die Atkins-Diät, um die Ergebnisse zu maximieren. Verbessern Sie die Ergebnisse mit Bewegung in der Atkins-Diät. Übung ist eine wichtige Ergänzung zur Atkins-Diät für optimale Ergebnisse in Bezug auf Gewichtsverlust und eine verbesserte allgemeine Gesundheit.

Vorteile von Bewegung während der Atkins-Diät: Erhöhter Kalorienverbrauch: Durch körperliche Aktivität werden überschüssige Kalorien verbrannt, was den Gewichtsverlust und die Muskeldefinition fördert. Erhöhte Insulinsensitivität: Sport hilft, die Insulinsensitivität zu verbessern, sodass der Körper Kohlenhydrate effizienter nutzen und den Blutzuckerspiegel stabil halten kann. Stressabbau: Körperliche Aktivität hilft, Stress abzubauen kann den Gewichtsverlust und die allgemeine

Gesundheit beeinträchtigen. Verbesserter Muskeltonus: Krafttraining trägt zum Aufbau und Erhalt von Muskelmasse bei, was wiederum den Grundumsatz erhöht und die Kalorienverbrennung auch im Ruhezustand fördert. Erhöhte Energie: Sport erhöht das Energieniveau und verringert die Müdigkeit, was eine häufige Nebenwirkung beim Beginn der Atkins-Diät sein kann.

Empfohlene Übungsarten:

Krafttraining: Das Training mit Gewichten oder am eigenen Körper hilft beim Aufbau und Erhalt von Muskelmasse, die für einen gesunden Stoffwechsel und die Körperdefinition wichtig ist. Tägliche Aktivitäten: Eine Steigerung der täglichen körperlichen Aktivität, wie z. B. Treppensteigen oder Gehen anstelle der Fahrt mit dem Aufzug, kann die Kalorienverbrennung erheblich unterstützen. Tipps für Bewegung während der Atkins-Diät:

Hören Sie auf Ihren Körper: Vor allem zu Beginn der Atkins-Diät besteht kein Grund, sich zu übertreiben. Beginnen Sie mit moderaten Aktivitäten und steigern Sie die Intensität und Dauer der Trainingseinheiten im Laufe der Zeit schrittweise.

Bleiben Sie hydriert: Viel Wasser vor, während und nach dem Training zu trinken ist der Schlüssel zur Vorbeugung von Dehydrierung.

Richtig essen: Stellen Sie sicher, dass Sie genügend Kalorien und Nährstoffe zu sich nehmen, um die körperliche Aktivität zu unterstützen. Es ist wichtig, Proteine und gesunde Fette in Ihre Ernährung aufzunehmen, um die Muskelregeneration zu unterstützen.

Gönnen Sie sich ausreichend Ruhe: Ruhe ist wichtig, damit sich Ihr Körper vom Training erholen und auf das nächste Training vorbereiten kann. Konsultieren Sie einen Arzt oder Personal Trainer.

# DEN ERFOLG LANGFRISTIG SICHERN

Strategien, um die Gewichtszunahme aufrechtzuerhalten und langfristig einen gesunden Lebensstil zu führen. Um mit der Atkins-Diät langfristig erfolgreich zu sein, sind kontinuierliches Engagement und ein ganzheitlicher Ansatz erforderlich

über eine einfache Kohlenhydratrestriktion hinaus. Hier sind einige wichtige Tipps, die Ihnen helfen, Ihre Ergebnisse aufrechtzuerhalten und einen gesunden Lebensstil zu führen: 1. Finden Sie Ihr Kohlenhydrat-Erhaltungsniveau:

Vorerhaltungsphase: Erhöhen Sie die Nettokohlenhydrate schrittweise um 10 Gramm pro Woche, bis sich der Gewichtsverlust stabilisiert.

Erhaltungsphase: Essen Sie die Menge an Nettokohlenhydraten, die die Ketose und Ihr gewünschtes Körpergewicht aufrechterhält.

Hören Sie auf Ihren Körper: Überwachen Sie Ihr Gewicht, Ihr Energieniveau und Ihre Ketose, um Ihre Kohlenhydratzufuhr individuell anzupassen.

**2. Treffen Sie kluge Entscheidungen beim Essen:**

Konzentrieren Sie sich auf vollwertige, unverarbeitete Lebensmittel: Wählen Sie Fleisch, Fisch, Eier, kohlenhydratarmes Gemüse, gesunde Fette und zuckerarme Früchte. Begrenzen Sie verarbeitete Lebensmittel, zugesetzten Zucker und raffiniertes Mehl: Diese Lebensmittel können den Ketoseprozess leicht zum Scheitern bringen und zu einer Gewichtszunahme führen. Kochen lernen: Wenn Sie zu Hause kochen, können Sie die Zutaten und die Qualität der Lebensmittel kontrollieren. Üben Sie sich in Maßen: Gelegentlich in Maßen genussvolle Speisen zu genießen, kann dabei helfen, die Motivation langfristig aufrechtzuerhalten. 3. Sorgen Sie für regelmäßige körperliche Bewegung: Finden

Sie angenehme körperliche Aktivität: Wählen Sie Aktivitäten aus, die Ihnen Spaß machen , damit sie mit der Zeit nachhaltiger werden. Kombinieren Sie Cardio- und Kraftübungen: Cardio-Training verbrennt Kalorien und fördert den Fettabbau, während Krafttraining beim Aufbau und Erhalt von Muskelmasse hilft. Streben Sie an den meisten Tagen der Woche mindestens 30 Minuten mäßig intensives Training an: Dies kann in kürzere Einheiten über den Tag verteilt aufgeteilt werden. 4. Priorisieren Sie ausreichend Schlaf und Stressbewältigung: Streben Sie jede Nacht 7–8 Stunden guten Schlaf an: Schlafentzug kann die Hormone verändern, die den Appetit und den Stoffwechsel regulieren. Üben Sie Techniken zur Stressreduzierung: Stress kann zu emotionalem Essen führen und Bemühungen zur Gewichtsreduktion behindern. Finden Sie gesunde Wege , um mit Stress umzugehen, wie zum Beispiel Yoga, Meditation oder Zeit in der Natur verbringen.

# REZEPTE FÜR VORSPEISEN

# ZUCCHINI-CARPACCIO MIT ZIEGENKÄSE

Zubereitungszeit: 10 Minuten

Kochzeit: 0 Minuten

(wenn Sie die Zucchini nicht grillen)

Dosierung für: 4 Personen

Zutaten:

2 mittelgroße Zucchini

60 ml Olivenöl

30 ml Zitronensaft

1 Knoblauchzehe, gehackt

Salz und Pfeffer nach Geschmack

100g Ziegenkäse, zerbröselt

Frischer Basilikum zum Garnieren

**Vorbereitung:**

Die Zucchini mit einer Mandoline oder
einem Hobel in dünne Scheiben schneiden .
In einer Schüssel Olivenöl, Zitronensaft,
Knoblauch, Salz und Pfeffer verquirlen. Das
Dressing über die Zucchini gießen und
vermengen. Die Zucchini auf einer
Servierplatte anrichten und mit dem
Ziegenkäse bestreuen. Mit frischem
Basilikum garnieren und servieren.

# GEKOCHTE EIER, EINGEWICKELT IN SCHINKEN

Zubereitungszeit: 10 Minuten

Kochzeit: 10 Minuten

Portionen: 4 Personen

Zutaten:

4 große Eier

4 Scheiben Schinken (dünn geschnitten)

Salz und Pfeffer nach Geschmack

Vorbereitung:

Schritt 1: Geben Sie die Eier in einen Topf und fügen Sie so viel Wasser hinzu, dass sie bedeckt sind. Wasser bei starker Hitze zum Kochen bringen. Schritt 2: Sobald das Wasser kocht, reduzieren Sie die Hitze auf mittlere Stufe und lassen Sie die Eier 8 bis 10 Minuten kochen (bei hartgekochten Eiern). Schritt 3: Während die Eier kochen, bereiten Sie eine Schüssel mit Eiswasser vor.

Sobald die Eier fertig sind, geben Sie sie vorsichtig mit einem Schaumlöffel in das Eiswasser. Lassen Sie sie einige Minuten im Eiswasser ruhen, um abzukühlen und den Kochvorgang zu stoppen. Schritt 4: Klopfen Sie jedes Ei vorsichtig auf eine harte Oberfläche, um die Schale aufzubrechen. Schälen Sie die Eier, beginnend an der breiten Seite, an der sich die Luftblase befindet, und entfernen Sie die Schale. Schritt 5: Nehmen Sie eine Scheibe Schinken und wickeln Sie sie um jedes hartgekochte Ei. Achten Sie darauf, dass das Ei vollständig bedeckt ist. Wiederholen Sie diesen Schritt für alle Eier. Schritt 6: Die eingewickelten Eier mit Salz und Pfeffer abschmecken. Nach Wunsch können Sie mit frischen Kräutern wie Petersilie oder Schnittlauch garnieren. Schritt 7: Servieren Sie die hartgekochten Eier im Schinkenmantel als Vorspeise oder Snack. Sie können heiß oder kalt genossen werden. Das ist alles! Sie haben Ihre hartgekochten , in Schinken gewickelten Eier servierfertig.

# GEGRILLTEN GARNELEN

**Zubereitungszeit: 15 Minuten**

**Kochzeit: 5-7 Minuten**

**Portionen: 4 Personen**

**Zutaten:**

**450g Garnelen, geschält und geschält**

**2 Esslöffel Olivenöl**

**2 Knoblauchzehen, gehackt**

**1 Esslöffel Zitronensaft**

**1 Teelöffel Paprika**

**1/2 Teelöffel Salz**

**1/4 Teelöffel schwarzer Pfeffer**

**Zum Servieren Zitronenschnitze**

**Vorbereitung: Schritt 1: Grill auf mittlere bis hohe Hitze vorheizen. Schritt 2: In einer Schüssel Olivenöl, gehackten Knoblauch, Zitronensaft, Paprika, Salz und schwarzen Pfeffer vermischen . Gut mischen. Schritt**

3: Geben Sie die Garnelen in die Schüssel und schwenken Sie sie in der Marinade, bis sie gleichmäßig bedeckt sind. Lassen Sie sie etwa 10 Minuten lang marinieren. Schritt 4: Die marinierten Garnelen auf die Spieße stecken und darauf achten, dass sie einen guten Abstand zueinander haben. Schritt 5: Legen Sie die Garnelenspieße auf den vorgeheizten Grill und grillen Sie sie 2–3 Minuten pro Seite oder bis sie rosa und undurchsichtig sind. Vermeiden Sie es, sie zu lange zu kochen, da dies die Garnelen zäh machen kann. Schritt 6: Nach dem Garen die Garnelenspieße vom Grill nehmen und auf einen Servierteller legen. Schritt 7: Nach Belieben mit frischer Petersilie garnieren und die gegrillten Garnelen heiß mit Zitronenspalten als Beilage servieren. Das ist alles! Schon haben Sie Ihre köstlichen gegrillten Garnelen zum Genießen parat. Als Vorspeise zusammen mit Ihren Lieblingsdips oder Salaten servieren.

# AVOCADO-GARNELEN-SALAT

**Zubereitungszeit: 15 Minuten**

**Kochzeit: 5 Minuten**

**Portionen: 4 Personen**

**Zutaten:**

**450 g gekochte Garnelen ,**

**geschält und geschält**

**2 reife Avocados, gewürfelt**

**1 Tasse Kirschtomaten, halbiert**

**1/2 rote Zwiebel, in dünne Scheiben geschnitten**

**1/4 Tasse frischer Koriander, gehackt**

**2 Esslöffel Limettensaft**

**2 Esslöffel Olivenöl**

**Salz und Pfeffer nach Geschmack**

Optional: 1 Jalapenopfeffer, entkernt und für zusätzliche Hitze gehackt

Vorbereitung:

Schritt 1: In einer großen Schüssel die gekochten Garnelen, gewürfelten Avocados, Kirschtomaten, roten Zwiebeln und Koriander vermischen . Schritt 2: In einer separaten kleinen Schüssel Limettensaft, Olivenöl, Salz und Pfeffer verrühren. Falls gewünscht, gehackte Jalapeno hinzufügen und etwas erhitzen. Schritt 3: Gießen Sie das Dressing über die Garnelen-Avocado-Mischung und schwenken Sie es vorsichtig, um alle Zutaten gleichmäßig zu bedecken. Schritt 4: Bei Bedarf mit zusätzlichem Salz und Pfeffer nachwürzen . Schritt 5: Lassen Sie den Salat einige Minuten ruhen, damit sich die Aromen vermischen. Schritt 6: Servieren Sie den Avocado-Garnelen-Salat als erfrischende Vorspeise. Wenn Sie möchten, können Sie es mit weiteren Korianderblättern garnieren.

# GEFÜLLTE EIER MIT THUNFISCH UND MAYONNAISE

Zubereitungszeit: 15 Minuten

Kochzeit: 10 Minuten

Portionen: 6 gefüllte Eier

Zutaten:

6 hartgekochte Eier

1 Dose Thunfisch, abgetropft

1/4 Tasse Mayonnaise

1 Esslöffel Dijon-Senf

2 Esslöffel fein gehackte rote Zwiebel

2 Esslöffel gehackte frische Petersilie

Salz und Pfeffer nach Geschmack

Optional: Paprika oder frische

Kräuter zum Garnieren

Vorbereitung:

Schritt 1: Die hartgekochten Eier der Länge nach halbieren. Entfernen Sie vorsichtig das Eigelb und geben Sie es in eine Schüssel. Schritt 2: Das Eigelb mit einer Gabel zerdrücken, bis es krümelig ist. Schritt 3: Den abgetropften Thunfisch, die Mayonnaise, den Dijon-Senf, die gehackten roten Zwiebeln und die gehackte Petersilie mit dem Eigelb in die Schüssel geben. Gut vermischen, bis alle Zutaten vereint sind. Schritt 4: Die Mischung mit Salz und Pfeffer abschmecken. Passen Sie die Gewürze Ihren Vorlieben an. Schritt 5: Gießen Sie die Thunfisch-Mayonnaise-Mischung in die ausgehöhlten Eiweißhälften und verteilen Sie sie gleichmäßig darauf. Schritt 6: Optional: Die gefüllten Eier mit einer Prise Paprika bestreuen oder mit frischen Kräutern wie Petersilie oder Dill garnieren. Schritt 7:

Legen Sie die gefüllten Eier auf einen Servierteller und stellen Sie sie mindestens 30 Minuten lang in den Kühlschrank, damit sich die Aromen vermischen und die Füllung fest wird. Schritt 8: Servieren Sie die mit Thunfisch und Mayonnaise gefüllten Eier als Vorspeise oder als Teil einer leichten Mahlzeit. Sie können kalt genossen werden. Das ist alles! Hier sind Ihre leckeren, mit Thunfisch und Mayonnaise gefüllten Eier servierfertig. Genießen Sie dieses leckere, proteinreiche Gericht!

# ROHES GEMÜSE PINZIMONIO MIT CREMEKÄSE-SAUCE

Zubereitungszeit: 15 Minuten

Kochzeit: (kein Kochen erforderlich)

Portionen: 4 Personen

Zutaten:

Verschiedene rohe Gemüsesorten wie Karotten ,

Sellerie, Paprika, Radieschen, Kirschtomaten ,

usw., in Stifte oder Stücke schneiden

Für die Frischkäsesauce:

1/2 Tasse Frischkäse

1 Esslöffel Zitronensaft

1 Esslöffel natives Olivenöl extra

1 Knoblauchzehe, gehackt

Salz und Pfeffer nach Geschmack

Vorbereitung:

Schritt 1: Bereiten Sie das rohe Gemüse vor, indem Sie es waschen, schälen (falls nötig) und in Stifte oder Stücke schneiden. Schritt 2: In einer kleinen Schüssel Frischkäse, Zitronensaft, natives Olivenöl extra, gehackten Knoblauch, Salz und Pfeffer vermischen. Gut vermischen, bis eine glatte und cremige Masse entsteht. Schritt 3: Ordnen Sie das vorbereitete rohe Gemüse auf einer Platte oder einzelnen Serviertellern an. Schritt 4: Das rohe Gemüse mit der Frischkäsesauce als Dip servieren oder die Sauce über das Gemüse träufeln. Schritt 5: Optional: Für zusätzlichen Geschmack und Präsentation mit frischen Kräutern wie Petersilie oder Schnittlauch garnieren. Das ist alles! Schon haben Sie Ihren erfrischenden Rohkost-Dip mit Frischkäsesauce zum Genießen parat.

# AUBERGINENRÖLLCHEN MIT KÄSE UND TOMATE

**Zubereitungszeit: 20 Minuten**

**Kochzeit: 20 Minuten**

**Portionen: 4-6 Sandwiches**

**Zutaten:**

**1 große Aubergine**

**Olivenöl zum Bestreichen**

**Salz und Pfeffer nach Geschmack**

**1 Tasse Hüttenkäse**

**1/4 geriebener Parmesan**

**1/4 Tasse gehacktes frisches Basilikum**

1 Tasse Marinara-Sauce (im Laden gekauft oder hausgemacht)

Vorbereitung:

Schritt 1: Den Backofen auf 190°C vorheizen. Schritt 2: Schneiden Sie die Aubergine der Länge nach in dünne, etwa 1/4 Zoll dicke Scheiben. Schritt 3: Beide Seiten der Auberginenscheiben mit Olivenöl bestreichen und mit Salz und Pfeffer würzen. Schritt 4: Legen Sie die Auberginenscheiben auf ein Backblech und backen Sie sie im vorgeheizten Ofen etwa 10 bis 12 Minuten lang oder bis sie weich und geschmeidig sind. Schritt 5: In einer Schüssel Ricotta, geriebenen Parmesan und gehacktes frisches Basilikum vermischen. Gut mischen. Schritt 6: Die gekochten Auberginenscheiben aus dem Ofen nehmen und etwas abkühlen lassen. Schritt 7: Einen Klecks der Ricotta-Mischung auf jede Auberginenscheibe geben und gleichmäßig verteilen. Schritt 8:

Jede Auberginenscheibe fest aufrollen und mit der Nahtseite nach unten auf ein Backblech legen. Schritt 9: Gießen Sie die Marinara-Sauce gleichmäßig über die Auberginen-Wraps. Schritt 10: Optional: Streuen Sie etwas geriebenen Parmesankäse über die Brötchen. Schritt 11: Backen Sie die Auberginenröllchen im vorgeheizten Ofen etwa 10 Minuten lang oder bis sie durchgeheizt sind und der Käse geschmolzen ist und Blasen bildet. Schritt 12: Servieren Sie die Auberginenröllchen mit Käse und Tomaten als Vorspeise. Sie können heiß genossen werden.

# GERÄUCHERTER LACHS MIT GURKE UND FRISCHKÄSE

Zubereitungszeit: 10 Minuten

Kochzeit: kein Kochen

Portionen: 4 Personen

Zutaten:

8 Scheiben geräucherter Lachs

1 Gurke, in dünne Scheiben geschnitten

Käsecreme

Frischer Dill oder Schnittlauch dazu

Garnitur (optional)

Zum Servieren Zitronenschnitze

**Vorbereitung:**

**Schritt 1: Ordnen Sie die Räucherlachsscheiben auf einer Servierplatte oder einzelnen Tellern an. Schritt 2: Auf jede Räucherlachsscheibe eine Gurkenscheibe legen. Schritt 3: Einen Klecks Frischkäse auf den Gurkenscheiben verteilen. Schritt 4: Optional: Für zusätzlichen Geschmack und Präsentation mit frischem Dill oder Schnittlauch garnieren. Schritt 5: Servieren Sie den geräucherten Lachs mit Gurke und Frischkäse als Vorspeise oder leichten Snack, zusammen mit Zitronenschnitzen, die Sie über den Lachs drücken.**

# MOZZARELLA-KUGELN MIT TOMATEN UND BASILIKUM

Zubereitungszeit: 15 Minuten

Kochzeit: (kein Kochen erforderlich)

Portionen: 4 Personen

Zutaten:

200 g Büffelmozzarella

2 reife Tomaten

Frische Basilikumblätter

Salz

Pfeffer

Natives Olivenöl extra

**Vorbereitung:**

Schneiden Sie zunächst den Mozzarella in gleich große Würfel. Schneiden Sie die Kirschtomaten ebenfalls in gleich große Würfel wie die Mozzarellastücke. Nehmen Sie ein frisches Basilikumblatt und legen Sie es auf ein Stück Mozzarella. Wickeln Sie das Basilikum um den Käse, sodass eine Kugel entsteht. Wiederholen Sie den Vorgang für den gesamten Mozzarella. Nehmen Sie nun ein kugelförmiges Stück Mozzarella und wickeln Sie es mit einem Stück Tomate ein. Drücken Sie mit den Fingern leicht auf die Ränder, um die Kugel zu verschließen. Wiederholen Sie den Vorgang für alle Mozzarella-Kugeln. Den Mozzarella mit der Tomate auf einem Servierteller anrichten. Mit Salz, Pfeffer und einem Schuss nativem Olivenöl extra würzen. Mit ein paar frischen Basilikumblättern dekorieren. Den Mozzarella mit Tomaten und Basilikum sofort servieren und frisch genießen.

# RINDERCARPACCIO MIT RUCOLA UND PARMESAN

Zubereitungszeit: ca. 15 Minuten.

Kochzeiten: Keine Zeit seitdem

Das Gericht sollte roh serviert werden.

Dosierung für 4 Personen:

Zutaten:

300 g Rinderfilet.

240 g Rucola.

200 g geriebener Parmesan.

Saft von 2 Zitronen.

Natives Olivenöl extra.

Salz und frisch gemahlener schwarzer Pfeffer.

**Vorbereitung:**

Frieren Sie das Rinderfilet leicht ein, um das Schneiden zu erleichtern. Anschließend mit einem scharfen Messer in dünne Scheiben schneiden. Die Rindfleischscheiben auf einem Servierteller anrichten. Mit Zitronensaft, Olivenöl, Salz und schwarzem Pfeffer würzen. Den Rucola gleichmäßig auf dem Fleisch verteilen. Den geriebenen Parmesan großzügig über das Carpaccio streuen. Sofort servieren und als frische und leichte Vorspeise genießen.

# HÜHNCHENSALAT GRILL MIT MAYONNAISE

Zubereitungszeit: 20-30 Minuten.

Kochzeit: 10-15 Minuten

Dosierung für 4 Personen:

Zutaten:

500 g Hähnchenbrust.

800 g gemischter Salat.

2 reife Tomaten.

2 Gurken.

2 Karotten.

2 rote Paprika.

16 Esslöffel Mayonnaise.

Saft von 2 Zitronen.

Olivenöl nach Geschmack, Salz und Pfeffer nach Geschmack.

Vorbereitung:

Die Hähnchenbrust grillen, bis sie gar und goldbraun ist. Abkühlen lassen, dann in Würfel schneiden. Tomaten, Gurken, Karotten und Paprika würfeln. In eine große Schüssel die Salatmischung, Tomaten, Gurken, Karotten, Paprika und gegrilltes Hähnchen geben. Mit Mayonnaise, Zitronensaft, Olivenöl, Salz und Pfeffer würzen. Gut vermischen, um alle Zutaten zu vereinen. Servieren Sie gegrillten Hähnchensalat mit Mayonnaise als Hauptgericht oder als Beilage. Wenn Sie möchten, können Sie dazu noch einige geröstete Croutons hinzufügen.

# RÄUCHERLACHS-CANAPES MIT FRISCHKÄSE

Zubereitungszeit: 10-15 Minuten.

Kochzeiten: keine

Dosierung für 4 Personen:

Zutaten:

8 Scheiben Brot.

200 g geräucherter Lachs.

150 g Frischkäse.

Saft von 1 Zitrone.

Frischer Schnittlauch nach Geschmack

Salz und frisch gemahlen

schwarzer Pfeffer nach Geschmack

**Vorbereitung:**

In einer Schüssel den Frischkäse mit Zitronensaft, gehacktem Schnittlauch, Salz und Pfeffer vermischen. Mischen, bis eine glatte und gut vermischte Creme entsteht. Die Brotscheiben leicht rösten. Jede Toastscheibe großzügig mit Frischkäse bestreichen. Den Räucherlachs in Streifen oder kleinere Stücke schneiden und auf den Frischkäse legen. Mit frischem Schnittlauch und schwarzem Pfeffer garnieren. Als Vorspeise das Räucherlachs-Canapé mit Frischkäse servieren .

# ROHER SCHINKEN MIT MELONE

Zubereitungszeit: 10 Minuten.

Kochzeiten: keine.

Zutaten:

Dosierung für 4 Personen:

8 Scheiben Rohschinken.

1 reife Melone.

Frische Minzblätter nach Geschmack

Frisch gemahlenes Schwarz

Pfeffer (optional).

**Vorbereitung:**

**Die Melone halbieren und die Kerne entfernen. Entfernen Sie die Schale und schneiden Sie das Fruchtfleisch in Scheiben oder Spalten. Jede Melonenscheibe mit einer Scheibe Rohschinken umwickeln. Die Rohschinkenscheiben mit der Melone auf einem Servierteller anrichten. Mit ein paar frischen Minzblättern garnieren. Wenn Sie möchten, können Sie noch eine Prise frisch gemahlenen schwarzen Pfeffer hinzufügen, um alles zu würzen. Servieren Sie den Rohschinken mit Melone als Vorspeise oder Sommersnack.**

# GEGRILLTE HÄHNCHENSPIESEE MIT PAPRIKA

**Zubereitungszeit: ca. 20-30 Minuten.**

**Kochzeit: ca. 10-15 Minuten.**

**Dosierung für 4 Personen:**

**Zutaten:**

**4 Hähnchenbrüste.**

**2 Paprika ( vorzugsweise**

**in verschiedenen Farben) .**

**Natives Olivenöl extra.**

**Saft von 1 Zitrone.**

**Salz und Pfeffer nach Geschmack.**

Vorbereitung:

Den Grill auf mittlere bis hohe Hitze vorheizen. Hähnchen- und Paprikawürfel abwechselnd auf die Spieße stecken. Die Spieße mit Olivenöl, Zitronensaft, Salz und Pfeffer würzen. Die Spieße auf den Grill legen und unter gelegentlichem Wenden etwa 10–15 Minuten garen, bis das Hähnchen gar ist und die Paprika weich und leicht gebräunt sind. Nehmen Sie die Spieße vom Grill und lassen Sie sie vor dem Servieren einige Minuten ruhen. Servieren Sie die gegrillten Hähnchenspieße mit Paprika als zweiten Gang mit Beilagen Ihrer Wahl.

# LEBERPATTE MIT SELLERIE CROUTTONS

Zubereitungszeit: 20-30 Minuten.

Kochzeit: 10-15 Minuten.

Dosierung für 4 Personen:

Zutaten:

250 g Hühner- oder Kalbsleber.

1 mittelgroße Zwiebel, gehackt.

2 Knoblauchzehen, gehackt.

50 g Butter.

2 Esslöffel Olivenöl.

50 ml trockener Weißwein.

Salz und Pfeffer.

Sellerie, in Stifte geschnitten, für Crostini.

Vorbereitung:

In einer Pfanne die Butter mit dem Olivenöl bei mittlerer bis hoher Hitze schmelzen. Die gehackte Zwiebel und den Knoblauch hinzufügen und kochen, bis sie weich und goldbraun sind. Geben Sie die Hühner- oder Kalbsleber in die Pfanne und kochen Sie sie etwa 5 bis 7 Minuten lang, bis sie gar, aber noch weich ist . Mit trockenem Weißwein ablöschen und den Alkohol verdunsten lassen. Alles in die Schüssel eines Mixers oder Stabmixers geben und mixen, bis eine glatte und homogene Masse entsteht. Je nach Geschmack mit Salz und Pfeffer würzen. Bereiten Sie Sellerie-Croutons zu, indem Sie den Sellerie in Stifte schneiden und die Leberpastete darauf verteilen. Servieren Sie die Leberpastete mit Sellerie-Croutons als Vorspeise oder Snack.

# MIT KÄSE GEFÜLLTE OLIVEN

Zubereitungszeit: ca. 15 Minuten.

Kochzeiten: keine

Dosierung für 4 Personen:

Zutaten:

entkernte grüne Oliven .

100 g Käse (nach Wahl).

Vorbereitung:

Lassen Sie die Oliven abtropfen und spülen Sie sie gut ab, um die Konservierungsflüssigkeit zu entfernen. Nehmen Sie eine kleine Menge Käse und füllen Sie jede Olive vorsichtig damit. Füllen Sie weiterhin alle Oliven mit Käse. Wenn Sie möchten, können Sie die gefüllten Oliven mit frisch gemahlenem schwarzem Pfeffer bestreuen, um ihnen mehr Geschmack zu verleihen. Servieren Sie die mit Käse gefüllten Oliven als Vorspeise.

# MAKRELE IN DER DOSE MIT AVOCADO UND LIMETTE

Zubereitungszeit: ca. 10 Minuten.

Kochzeiten: keine.

Dosierung für 4 Personen:

Zutaten:

2 Dosen Makrelenkonserven.

2 reife Avocados.

Saft von 2 Limetten.

Salz und frisch gemahlener schwarzer Pfeffer.

**Vorbereitung:**

Lassen Sie das Öl bzw. die Konservierungsflüssigkeit aus der Makrelenkonserve abtropfen. In einer Schüssel die Makrele mit einer Gabel zerbröckeln. Avocadoscheiben und Limettensaft in die Schüssel mit der zerbröckelten Makrele geben. Mischen Sie die Zutaten vorsichtig, bis sie gut vermischt sind. Mit Salz und Pfeffer nach Geschmack würzen. Servieren Sie Makrelen aus der Dose mit Avocado und Limette als Salat oder als Bruschetta auf Toastscheiben verteilt.

# GEFÜLLTE ZUCCHINI MIT HACKFLEISCH

Zubereitungszeit: 20 Minuten.

Kochzeit: 30-40 Minuten.

Dosierung für 4 Personen:

Zutaten:

4 mittelgroße Zucchini.

300 g Hackfleisch.

1 Zwiebel.

2 Knoblauchzehen.

1 rote Paprika , 1 Karotte.

200 g geschälte Tomaten.

Geriebener Parmesankäse.

Salz und Pfeffer nach Geschmack. Olivenöl.

**Vorbereitung:**

**Den Backofen auf 180°C vorheizen. Schneiden Sie die Zucchini der Länge nach in zwei Hälften und entfernen Sie vorsichtig das mittlere Fruchtfleisch. In einer Pfanne einen Schuss Öl erhitzen und die gehackte Zwiebel und den Knoblauch hinzufügen. Goldbraun braten. Das Hackfleisch in die Pfanne geben und anbraten, bis es gut gebräunt ist. Die in Würfel geschnittene Paprika und Karotte dazugeben und einige Minuten weitergaren. Die geschälten, in Stücke geschnittenen Tomaten hinzufügen, salzen und pfeffern. Gut vermischen und 10-15 Minuten kochen lassen. Füllen Sie die leeren Zucchini mit der vorbereiteten Fleischfüllung. Die gefüllten Zucchini auf einem leicht mit Olivenöl gefetteten Backblech anrichten. Den geriebenen Käse über die Zucchini streuen. Im vorgeheizten Ofen etwa 20 bis 25 Minuten backen oder bis die Zucchini weich und der Käse goldbraun und geschmolzen sind. Die gefüllten Zucchini mit Hackfleisch servieren.**

# BROKKOLI-KÄSE-FLAN

Zubereitungszeit: 20 Minuten

Kochzeit: 40 Minuten

Zutaten:

Dosierung für 4 Personen:

500 g frischer Brokkoli

200 g geriebener Käse

4 Eier

200 ml Milch

Muskatnuss nach Geschmack (optional)

Vorbereitung:

Den Backofen auf 180°C vorheizen. Den Brokkoli putzen und in Röschen teilen. Kochen Sie sie etwa 5 Minuten lang in Salzwasser, bis sie weich sind.

Abgießen und etwas abkühlen lassen. In einer Schüssel die Eier schlagen und die Milch hinzufügen. Den geriebenen Käse dazugeben und gut vermischen. Mit Salz, Pfeffer und Muskatnuss (falls gewünscht) würzen. Den Brokkoli zur Ei-Käse-Mischung geben und vorsichtig umrühren, um die Zutaten gleichmäßig zu verteilen. Gießen Sie die Mischung in eine gebutterte Pfanne. Im vorgeheizten Ofen etwa 40 Minuten backen oder bis die Oberfläche goldbraun ist und der Flan durchgebacken ist. Aus dem Ofen nehmen und vor dem Servieren einige Minuten ruhen lassen. Sie können den Brokkoli-Käse-Flan mit einem frischen grünen Salat oder knusprigem Brot begleiten.

# GERÖSTETE PFEFFERROLLEN MIT RICOTTA

Zubereitungszeit: 15 Minuten

Kochzeit: 25 Minuten

Zutaten:

Dosierung für 4 Personen:

3 Paprika in verschiedenen Farben

200 g Ricotta

50 g geriebener Parmesan

1 Knoblauchzehe, gehackt

2 Esslöffel frische Petersilie, gehackt

Salz und Pfeffer nach Geschmack , Olivenöl nach Geschmack

Vorbereitung:

Den Backofen auf 200°C vorheizen. Die Paprika halbieren, die Kerne und die inneren weißen Fasern entfernen.

Legen Sie sie mit der Hautseite nach oben auf ein mit Backpapier ausgelegtes Backblech. Die Paprika im vorgeheizten Backofen etwa 15 Minuten backen, bis die Schale leicht verkohlt ist. Die Paprika aus dem Ofen nehmen und etwas abkühlen lassen. Von den gerösteten Paprikaschoten vorsichtig die Haut abziehen. Jetzt, da sie warm sind, lassen sie sich leichter entfernen. In einer Schüssel Ricotta, geriebenen Käse, Knoblauch und Petersilie vermischen. Je nach Geschmack mit Salz und Pfeffer würzen. Nehmen Sie eine geröstete Paprika und verteilen Sie etwas Ricotta-Füllung darauf. Die Paprika um die Füllung rollen. Wiederholen Sie den Vorgang mit den anderen Paprika. Die Paprikaröllchen auf einem leicht geölten Backblech anrichten. Im vorgeheizten Backofen etwa 10 Minuten backen, bis die Brötchen heiß und leicht gebräunt sind. Die Pfefferröllchen servieren.

# OKTOPUS-SALAT MIT SELLERIE UND ZITRONE

Zubereitungszeit: 20 Minuten

Kochzeit: 40 Minuten

Zutaten:

Dosierung für 4 Personen:

1 frischer Oktopus (ca. 1 kg)

2 Stangen Sellerie, in dünne Scheiben geschnitten

Saft von 1 Zitrone

3 Esslöffel natives Olivenöl extra

Salz und Pfeffer nach Geschmack.

Gehackte frische Petersilie (zum Garnieren)

Vorbereitung:

Reinigen Sie den Oktopus, indem Sie den Kopf und die inneren Organe entfernen. Spülen Sie es gut unter kaltem Wasser ab. In einem großen Topf reichlich leicht gesalzenes

Wasser zum Kochen bringen. Tauchen Sie den Oktopus 5 Sekunden lang in kochendes Wasser und nehmen Sie ihn dann heraus. Wiederholen Sie diesen Vorgang noch zwei bis drei Mal, um die Haut des Oktopus zu straffen. Reduzieren Sie die Hitze und legen Sie den Oktopus in den Topf. Etwa 40 Minuten köcheln lassen oder bis es weich ist. Sie können den Gargrad testen, indem Sie die Spitze eines Messers in die dickste Stelle des Oktopus stechen: Wenn er leicht eindringt, ist er gar. Den Oktopus abgießen und vollständig abkühlen lassen. Den abgekühlten Oktopus in Stücke der gewünschten Größe schneiden. In einer Schüssel Zitronensaft, Olivenöl, Salz und Pfeffer zu einer Vinaigrette vermischen. Den geschnittenen Oktopus und den geschnittenen Sellerie mit der Vinaigrette in die Schüssel geben. Vorsichtig umrühren, um die Vinaigrette gleichmäßig zu verteilen. Lassen Sie den Oktopussalat zum Würzen mindestens 30 Minuten im Kühlschrank. Vor dem Servieren mit gehackter frischer Petersilie garnieren.

# SPARGEL IM SCHINKENMANTEL

Zubereitungszeit: 10 Minuten

Kochzeit: 15 Minuten

Dosierung für 4 Personen:

Zutaten:

16 frischer Spargel

8 Scheiben Rohschinken

Olivenöl

Salz und Pfeffer

**Vorbereitung:**

Den Backofen auf 200°C vorheizen. Nehmen Sie den frischen Spargel und wickeln Sie ihn mit einer halben Scheibe Rohschinken ein. Wiederholen Sie den Vorgang mit dem anderen Spargel. Den mit Schinken umwickelten Spargel auf einem leicht geölten Backblech anrichten. Den Spargel mit etwas Olivenöl beträufeln und mit Salz und Pfeffer würzen. Im vorgeheizten Ofen etwa 15 Minuten backen oder bis der Schinken knusprig und der Spargel zart ist. Aus dem Ofen nehmen und den mit Schinken umwickelten Spargel warm oder bei Zimmertemperatur als Vorspeise servieren.

# LACHSMUSSE MIT GETROCKENETEN TOMATEN

**Zubereitungszeit: 20 Minuten**

**Kochzeiten:**

**Keine (kalte Mousse)**

**Dosierung für 4 Personen:**

**Zutaten:**

**200 g geräucherter Lachs**

**150 g streichfähiger Käse**

**4 getrocknete Tomaten**

**Saft einer halben Zitrone**

**Salz und Pfeffer nach Geschmack.**

**Vorbereitung:**

Den Räucherlachs in kleine Stücke schneiden und in einen Mixer oder Mixer geben. Den Streichkäse, die getrockneten, einige Minuten in heißem Wasser eingeweichten Tomaten und den Zitronensaft hinzufügen. Alles verrühren, bis eine cremige und homogene Konsistenz entsteht. Abschmecken und Salz und Pfeffer nach Ihrem Geschmack anpassen. Geben Sie die Lachsmousse zur Präsentation in kleine Schüsseln oder Gläser. Abdecken und mindestens eine Stunde in den Kühlschrank stellen, damit die Mousse fester wird. Vor dem Servieren können Sie die Mousse mit frischen Petersilienblättern oder abgeriebener Zitronenschale garnieren. Servieren Sie die Lachsmousse mit getrockneten Tomaten als Vorspeise auf Crostini oder zu Crackern.

# GARNELEN UND GEGRILLTE ZUCCHINI SPIESSE

Zubereitungszeit: 20 Minuten

Kochzeit: 10 Minuten

Dosierung für 4 Personen:

Zutaten:

16 frische Garnelen,

geschält und gereinigt

2 mittelgroße Zucchini

Saft von 1 Zitrone

Olivenöl nach Geschmack

Salz und Pfeffer nach Geschmack.

**Vorbereitung:**

Heizen Sie Ihren Grill oder Grill vor. Die Zucchini der Länge nach in dünne Scheiben schneiden. In einer Schüssel die Garnelen mit Zitronensaft, einem Schuss Olivenöl, Salz und Pfeffer würzen. Die Garnelen- und Zucchinischeiben abwechselnd auf die Spieße stecken. Bestreichen Sie die Spieße mit etwas Olivenöl, damit sie nicht am Grill kleben bleiben. Die Spieße auf dem Grill etwa 5 Minuten auf jeder Seite garen, bis die Garnelen gar sind und die Zucchini schöne Streifen vom Grill haben. Nehmen Sie die Spieße vom Grill und servieren Sie sie heiß als Vorspeise oder als Hauptgericht mit einem frischen grünen Salat.

# GEKOCHTE EIER, GEFÜLLT MIT GUACAMOLE

Zubereitungszeit: 15 Minuten

Kochzeit: 10 Minuten

Dosierung für 4 Personen:

Zutaten:

8 Eier

2 reife Avocados

Saft von 1 Limette

1 kleine, reife Tomate, fein gehackt

1 Knoblauchzehe, fein gehackt

1 Esslöffel rote Zwiebel, fein gehackt

Salz und Pfeffer nach Geschmack.

**Vorbereitung:**

Die Eier in einen Topf mit kaltem Wasser geben und zum Kochen bringen. Etwa 10 Minuten kochen lassen. Lassen Sie sie abtropfen und kühlen Sie sie unter fließendem kaltem Wasser ab. Die Eier schälen und der Länge nach halbieren. In einer Schüssel die Avocados mit einer Gabel zerdrücken, bis eine cremige Konsistenz entsteht. Den Limettensaft hinzufügen und gut vermischen. Die gehackte Tomate, den Knoblauch und die rote Zwiebel mit der Avocado in die Schüssel geben. Vorsichtig mischen. Mit Salz und Pfeffer nach Geschmack würzen. Füllen Sie die hartgekochten Eihälften mit der vorbereiteten Guacamole. Für eine zusätzliche Präsentation können Sie die mit Guacamole gefüllten Eier mit gehackter frischer Petersilie oder einer Prise süßem Paprika garnieren. Servieren Sie hartgekochte, mit Guacamole gefüllte Eier als Vorspeise oder zu besonderen Anlässen als Fingerfood.

## AUBERGINEN-ROLLATINI MIT KÄSE UND KOCHSCHINKEN

**Zubereitungszeit: 30 Minuten**

**Kochzeit: 20-25 Minuten**

**Dosierung für 4 Personen:**

**Zutaten:**

**2 mittelgroße Auberginen, 200 g geschnittener Käse**

**8 Scheiben Rohschinken**

**Tomatenpüree**

**Olivenöl, Salz und Pfeffer**

**Geriebener Parmesankäse**

**Vorbereitung:**

**Den Backofen auf 180°C vorheizen. Die Auberginen der Länge nach in dünne Scheiben schneiden. Um gleichmäßige Scheiben zu erhalten, können Sie eine Mandoline verwenden.**

Die Auberginenscheiben in eine Schüssel geben und mit etwas Salz würzen. Lassen Sie sie etwa 10 Minuten ruhen, um überschüssiges Wasser abzugeben. Spülen Sie sie anschließend unter kaltem Wasser ab und tupfen Sie sie mit einem sauberen Handtuch trocken. Auf jede Auberginenscheibe eine Scheibe Käse und eine Scheibe Schinken verteilen. Die Auberginenscheiben mit Käse und Schinken darin vorsichtig aufrollen . Den Vorgang mit allen Auberginenscheiben wiederholen. Nehmen Sie ein Backblech und verteilen Sie etwas Tomatenmark auf dem Boden. Die Auberginenröllchen mit der gerollten Seite nach unten in der Pfanne anrichten. Die Rollatini mit einem Schuss Öl, Salz und Pfeffer würzen. Etwas geriebenen Käse darüber streuen. Im vorgeheizten Ofen etwa 20–25 Minuten backen, bis die Rollatini goldbraun sind und der Käse geschmolzen ist Aus dem Ofen nehmen und vor dem Servieren einige Minuten ruhen lassen.

# GEKOCHTER SCHINKEN MIT KÄSESCHEIBEN

Zubereitungszeit: 5 Minuten

Kochzeiten:

Keine (kalte Speise)

Dosierung für 4 Personen:

Zutaten:

8 Scheiben Kochschinken

8 Scheiben Käse

**Vorbereitung:**

Nehmen Sie eine Scheibe Kochschinken und legen Sie eine Käsescheibe in die Mitte. Die Schinkenscheibe um die Käsescheibe rollen, so dass eine Rolle entsteht. Wiederholen Sie den Vorgang mit den anderen Scheiben Kochschinken und Käse. Sie können gekochten Schinken mit Käsescheiben als kalte Vorspeise oder als Teil einer Wurstplatte servieren.

# SCHWERTFISCH-CARPACCIO MIT ZITRUSFRÜCHTEN

**Zubereitungszeit: 15 Minuten**

**Garzeiten: Keine (Rohkostgericht)**

**Dosierung für 4 Personen:**

**Zutaten:**

**400 g frisches Schwertfischfilet**

**Saft von 2 Zitronen**

**Saft von 1 Orange**

**Abgeriebene Schale von 1 Zitrone**

**Abgeriebene Schale von 1 Orange**

**Natives Olivenöl extra**

**Salz und Pfeffer**

**Rucola oder gemischter Salat**

**Vorbereitung:**

Das Schwertfischfilet in dünne Scheiben
schneiden und auf einem Servierteller
anrichten. In einer Schüssel Zitronensaft,
Orangensaft und geriebene Zitronen- und
Orangenschale vermischen. Gießen Sie das
Zitrusdressing über die Schwertfischs
cheiben und achten Sie darauf, dass alle
Scheiben gut bedeckt sind. Etwa 10 Minuten
marinieren lassen. Geben Sie einen Spritzer
natives Olivenöl extra zum Schwertfisch-
Carpaccio und würzen Sie es mit Salz und
Pfeffer. Mit Rucola oder frischem
gemischten Salat garnieren. Servieren Sie
das Schwertfisch-Carpaccio mit
Zitrusfrüchten als Vorspeise oder als leichtes
Gericht.

# HÜHNERROLLEN MIT SCHINKEN UND KÄSE

Zubereitungszeit: 20 Minuten

Kochzeit: 25-30 Minuten

Dosierung für 4 Personen:

Zutaten:

4 Hähnchenbrüste

8 Scheiben Rohschinken

8 Scheiben Käse

Olivenöl

Salz und Pfeffer

**Vorbereitung:**

Den Backofen auf 180°C vorheizen. Nehmen Sie eine Hähnchenbrust und schneiden Sie sie der Länge nach in zwei Hälften. Jede Hälfte mit einem Fleischhammer leicht flach drücken. Eine Scheibe Schinken und eine Scheibe Käse auf der flachen Hähnchenbrust anrichten. Die Hähnchenbrust um Schinken und Käse wickeln und mit einem Zahnstocher fixieren. Wiederholen Sie den Vorgang mit den anderen Hähnchenbrüsten. Eine beschichtete Pfanne mit etwas Öl erhitzen und die Hähnchenröllchen von allen Seiten goldbraun anbraten. Übertragen Sie die Hähnchenröllchen auf ein Backblech und backen Sie sie im vorgeheizten Ofen etwa 15 bis 20 Minuten lang oder bis das Hähnchen gar ist. Aus dem Ofen nehmen und vor dem Servieren einige Minuten ruhen lassen.

# GEMISCHTES GEMÜSEOMELETTE

Zubereitungszeit: 15 Minuten

Kochzeit: 15–20 Minuten

Dosierung für 4 Personen:

Zutaten:

6 Eier

1 mittelgroße Zucchini, gewürfelt

1 rote Paprika, gewürfelt

1 mittelgroße Zwiebel, gewürfelt

100 g Champignons, in Scheiben geschnitten

Geriebener Parmesan nach Geschmack

Olivenöl nach Geschmack

Salz und Pfeffer nach Geschmack.

Vorbereitung:

In einer beschichteten Pfanne einen Schuss Öl erhitzen und die Zwiebel hinzufügen. Kochen, bis es weich und durchscheinend ist.

Zucchini, Paprika und Pilze in die Pfanne geben. Gemüse kochen, bis es weich ist. In einer Schüssel die Eier verquirlen und das gekochte Gemüse hinzufügen. Gut mischen. Mit Salz, Pfeffer und geriebenem Käse abschmecken. Etwas Olivenöl in einer größeren Pfanne erhitzen und die Eier-Gemüse-Mischung in die Pfanne gießen. E. Kochen Sie das Omelett bei mittlerer bis niedriger Hitze etwa 10 bis 15 Minuten lang oder bis die Unterseite goldbraun und die Oberseite gar ist. Drehen Sie das Omelett auf einen flachen Teller und legen Sie es dann wieder in die Pfanne, um es auf der anderen Seite einige Minuten lang zu braten. Aus der Pfanne nehmen und einige Minuten abkühlen lassen, bevor es in Spalten geschnitten wird. Mit gehackter frischer Petersilie garnieren und das gemischte Gemüseomelett als zweiten Gang oder Beilage servieren.

# BRUSCHETTE MIT TOMATEN UND BASILIKUM

Zubereitungszeit: 10 Minuten

Kochzeit: 5-7 Minuten

Dosierung für 4 Personen:

Zutaten:

4 Scheiben Bauernbrot

(Toskanisches Brot oder Ciabatta)

2 reife Tomaten, gewürfelt

Frische Basilikumblätter nach Geschmack

1 Knoblauchzehe, halbiert

Extra natives Olivenöl nach Geschmack

Salz und Pfeffer nach Geschmack.

Vorbereitung:

**Den Backofen auf 180°C vorheizen. Legen Sie die Brotscheiben auf ein Backblech und rösten Sie sie im vorgeheizten Backofen etwa 5-7 Minuten lang oder bis sie knusprig sind. Reiben Sie die Oberfläche der Brotscheiben mit dem halbierten Knoblauch ein, um ihm einen leichten Geschmack zu verleihen. In einer Schüssel die gewürfelten Tomaten mit dem frischen Basilikum vermischen. Mit Salz, Pfeffer und einem Schuss nativem Olivenöl extra würzen. Die Tomaten-Basilikum-Mischung auf den gerösteten Brotscheiben verteilen. Als Garnitur können Sie weitere frische Basilikumblätter hinzufügen. Servieren Sie die Bruschetta mit Tomate und Basilikum als Vorspeise oder als leckeren Snack.**

## THUNFISCHSALAT MIT GEKOCHTEN EIERN UND OLIVEN

Zubereitungszeit: 15 Minuten

Kochzeit: 10 Minuten

Dosierung für 4 Personen:

Zutaten:

2 Dosen Thunfisch

konserviert (abgetropft)

4 Eier

entkernte schwarze Oliven

1 Gurke, gewürfelt

1 rote Paprika, gewürfelt

1 Tomate, gewürfelt

Saft von 1 Zitrone

Extra natives Olivenöl nach Geschmack

Salz und Pfeffer nach Geschmack.

Vorbereitung:

In einem Topf leicht gesalzenes Wasser zum Kochen bringen. Fügen Sie die Eier hinzu und kochen Sie sie etwa 10 Minuten lang, um hartgekochte Eier zu erhalten. Lassen Sie sie abtropfen und lassen Sie sie abkühlen, bevor Sie sie schälen und halbieren. In einer Schüssel den abgetropften Thunfisch, die Oliven, die Gurke, die Paprika und die Tomatenwürfel vermischen. Fügen Sie den Zitronensaft, einen Spritzer natives Olivenöl extra, Salz und Pfeffer hinzu. Gut vermischen, um alle Zutaten zu vereinen. Die halbierten hartgekochten Eier mit den anderen Zutaten in die Schüssel geben oder auf den Salat legen. Servieren Sie den Thunfischsalat mit hartgekochten Eiern und Oliven als zweiten Gang oder als Vorspeise.

# KÄSE- UND SPECKBEUTEL

Zubereitungszeit: 15 Minuten

Kochzeit: 15–20 Minuten

Dosierung für 4 Personen:

Zutaten:

1 Rolle Nudeln

rechteckiges Blatt

100 g geschnittener Käse

100 g geschnittener Speck

1 Ei

Sesamsamen bzw

Mohn (optional)

**Vorbereitung:**

**Den Backofen auf 180°C vorheizen. Den Blätterteig ausrollen und in etwa 2-3 cm breite Streifen schneiden. Nehmen Sie einen Streifen Blätterteig und wickeln Sie eine Scheibe Käse und eine Scheibe Speck darin ein. Setzen Sie den Vorgang fort, bis die Zutaten aufgebraucht sind. Die Blätterteigblätter auf ein mit Backpapier ausgelegtes Backblech legen. Bestreichen Sie die Bleche mit dem verquirlten Ei, damit sie gleichmäßig braun werden. Nach Belieben können Sie den Blätterteig mit Sesam oder Mohn bestreuen. Im vorgeheizten Ofen etwa 15–20 Minuten backen, oder bis die Bleche goldbraun und knusprig sind . Aus dem Ofen nehmen und etwas abkühlen lassen, bevor das Blätterteiggebäck mit Käse und Speck als Vorspeise oder Vorspeise serviert wird.**

# FLEISCHBÄLLCHEN MIT KÄSESAUCE

**Zubereitungszeit: 20 Minuten**

**Kochzeit: 25-30 Minuten**

**Dosierung für 4 Personen:**

**Zutaten:**

**500 g Hackfleisch**

**1 Ei**

**1/2 Tasse Semmelbrösel**

**1/4 geriebener Parmesan**

**1 Knoblauchzehe**

**1 Esslöffel frische Petersilie**

**Salz und Pfeffer, Olivenöl**

**1 Tasse Käsesauce**

**Vorbereitung:**

In einer Schüssel das Hackfleisch mit Ei, Semmelbröseln, geriebenem Käse, gehacktem Knoblauch, Petersilie, Salz und Pfeffer vermischen. Verarbeiten Sie die Zutaten, bis Sie eine homogene Mischung erhalten. Nehmen Sie eine Portion der Fleischmischung und formen Sie daraus gleichmäßig große Fleischbällchen. Einen Schuss Olivenöl in einer Pfanne erhitzen und die Fleischbällchen bei mittlerer bis hoher Hitze anbraten, bis sie von allen Seiten gebräunt und durchgegart sind. Es dauert etwa 10-15 Minuten. In der Zwischenzeit die Käsesauce in einem Topf bei mittlerer bis niedriger Hitze erhitzen. Geben Sie die gekochten Fleischbällchen in den Topf mit der Käsesauce und schwenken Sie sie vorsichtig, bis sie vollständig bedeckt sind. Einige Minuten weitergaren, damit die Fleischbällchen die Käsesoße aufnehmen können. Servieren Sie die Fleischbällchen mit Käsesauce als zweiten Gang, begleitet von Beilagen Ihrer Wahl.

# LACHS-CANAPES MIT GURKE UND AVOCADO

Zubereitungszeit: 15 Minuten

Garzeiten: Keine (kaltes Gericht)

Dosierung für 4 Personen:

Zutaten:

4 Scheiben Brot (Vollkornbrot oder Baguette)

200 g Räucherlachs, in Scheiben geschnitten

1 Gurke, in dünne Scheiben geschnitten

1 reife Avocado, in Scheiben geschnitten

Zitronensaft

Salz und Pfeffer nach Geschmack.

Schnittlauch oder frischer Dill (zum Garnieren)

**Vorbereitung:**

Die Brotscheiben leicht rösten. Die gerösteten Brotscheiben auf einem Teller anrichten. Auf jede Brotscheibe eine Scheibe Räucherlachs, ein paar Gurkenscheiben und ein paar Avocadoscheiben legen. Drücken Sie etwas Zitronensaft über den Lachs, die Gurke und die Avocado, um eine Oxidation der Avocado zu verhindern, und fügen Sie nach Belieben Salz und Pfeffer hinzu. Die Canapés mit Schnittlauch oder frischem Dill garnieren. Servieren Sie die Lachs-Canapés mit Gurke und Avocado als Vorspeise oder als leckeren Snack.

# MOZZARELLA IN CARROZZA OHNE BROT

Zubereitungszeit: 15 Minuten

Kochzeit: 10-15 Minuten

Dosierung für 4 Personen:

Zutaten:

2 frische Büffelmozzarella

Mehl

2 Eier

Semmelbrösel

Erdnussöl

Salz und Pfeffer

Tomatensauce

oder Marinara-Sauce

**Vorbereitung:**

Den Mozzarella in etwa 1 cm dicke Scheiben schneiden. Bereiten Sie drei Schüsseln vor: eine mit dem Mehl, eine mit den verquirlten Eiern und eine mit den Semmelbröseln. Tauchen Sie die Mozzarellascheiben in das Mehl, dann in das verquirlte Ei und zum Schluss in die Semmelbrösel, sodass die Semmelbrösel auf beiden Seiten gut haften. In einer beschichteten Pfanne reichlich Erdnussöl erhitzen. Den panierten Mozzarella in heißem Öl auf beiden Seiten etwa 2-3 Minuten pro Seite goldbraun braten. Lassen Sie sie auf saugfähigem Papier abtropfen, um überschüssiges Öl zu entfernen. Frisch gebraten mit Salz und Pfeffer würzen und heiß mit Tomatensauce oder Marinara-Sauce zum Dippen servieren.

# EIER GEFÜLLT MIT LACHS UND STREICHKÄSE

Zubereitungszeit: 20 Minuten

Kochzeit: 10 Minuten

Dosierung für 4 Personen:

Zutaten:

8 Eier

100 g geräucherter Lachs ,

in kleine Stücke schneiden

4 Esslöffel Frischkäse

(z. B. Philadelphia)

Zitronensaft

Salz und Pfeffer nach Geschmack.

Schnittlauch oder Petersilie

frisch, gehackt (zum Garnieren)

**Vorbereitung:**

Bringen Sie einen Topf Wasser zum Kochen.
Fügen Sie die Eier hinzu und kochen Sie sie
etwa 10 Minuten lang, um hartgekochte Eier
zu erhalten. Lassen Sie sie abtropfen und
lassen Sie sie abkühlen, bevor Sie sie schälen.
Die Eier der Länge nach halbieren und das
Eigelb vorsichtig entfernen. Die Eigelbe in
eine Schüssel geben. Das Eigelb mit einer
Gabel zerdrücken und den in Stücke
geschnittenen Räucherlachs, den Frischkäse
und etwas Zitronensaft hinzufügen. Gut
vermischen, bis eine cremige Konsistenz
entsteht. Mit Salz und Pfeffer würzen. Die
Eihälften mit der Eigelb-Lachs-Mischung
füllen. E. Mit Schnittlauch oder gehackter
frischer Petersilie garnieren. Servieren Sie
gefüllte Eier mit Lachs und Frischkäse als
Vorspeise oder zu besonderen Anlässen als
Fingerfood.

# SCHINKEN SPARGEL RÖLLEN

**Zubereitungszeit: 15 Minuten**

**Kochzeit: 10-15 Minuten**

**Dosierung für 4 Personen:**

**Zutaten:**

**16 frischer Spargel**

**8 Scheiben Rohschinken**

**Olivenöl**

**Salz und Pfeffer**

**Vorbereitung:**

**Den Backofen auf 200°C vorheizen. Schneiden Sie den holzigen Teil des Spargels ab und waschen Sie ihn. Einen Topf mit leicht gesalzenem Wasser zum Kochen bringen.**

Fügen Sie den Spargel hinzu und kochen Sie ihn etwa 3–4 Minuten lang, bis er weich, aber noch knusprig ist . Lassen Sie sie abtropfen und legen Sie sie unter kaltes Wasser, um das Kochen zu stoppen. Nehmen Sie eine Scheibe Rohschinken und wickeln Sie zwei Spargel darin ein, sodass der Schinken den Spargel vollständig umhüllt. Den Vorgang mit den restlichen Schinken- und Spargelscheiben wiederholen. Die Schinken- und Spargelröllchen auf einem mit Backpapier ausgelegten Backblech anrichten. Die Brötchen leicht mit Olivenöl bestreichen, mit Salz und Pfeffer abschmecken. Im vorgeheizten Backofen etwa 10-15 Minuten backen, bis der Schinken knusprig ist. Aus dem Ofen nehmen und einige Minuten ruhen lassen, bevor die Schinken- und Spargelröllchen als Vorspeise oder Beilage serviert werden.

## AVOCADO-HÜHNER-SALAT MIT JOGHURT-SAUCE

**Zubereitungszeit: 20 Minuten**

**Kochzeit: 15–20 Minuten**

**Dosierung für 4 Personen:**

**Zutaten:**

**2 Hähnchenbrüste, gegrillt und in Streifen geschnitten**

**2 reife Avocados, in Scheiben geschnitten**

**2 Tassen gemischter Salat, gewaschen und gehackt**

**1 Gurke, in dünne Scheiben geschnitten**

**1/2 rote Zwiebel, in dünne Scheiben geschnitten**

**Saft von 1 Zitrone**

**1/2 Tasse griechischer Joghurt**

**1 Knoblauchzehe, fein gehackt**

Gehackter frischer Schnittlauch oder
Petersilie (zum Garnieren)

Salz und Pfeffer nach Geschmack.

Vorbereitung:

Die Hähnchenbrüste grillen, bis sie gar sind.
Etwas abkühlen lassen, dann in Streifen
schneiden. Kombinieren Sie in einer Schüssel
gegrilltes Hähnchen, geschnittene Avocado,
Salat, Gurke und geschnittene rote Zwiebel.
Bereiten Sie in einer anderen Schüssel die
Sauce zu, indem Sie griechischen Joghurt,
Zitronensaft, gehackten Knoblauch, Salz und
Pfeffer vermischen. Gut verrühren, bis eine
cremige Soße entsteht. Gießen Sie die
Joghurtsauce über die Hühnchen-Gemüse-
Mischung und schwenken Sie sie vorsichtig,
damit sie gleichmäßig bedeckt ist. Mit
Schnittlauch oder gehackter frischer
Petersilie garnieren. Servieren Sie Avocado-
Hühnersalat mit Joghurt-Dressing als
Hauptgericht oder als leichten Salat.

# ARTISCHOCKEN KÄSE FLAN

Zubereitungszeit: 20 Minuten

Kochzeit: 30-35 Minuten

Dosierung für 4 Personen:

Zutaten:

4 frische Artischocken

200 g geriebener Käse

(zum Beispiel Pecorino oder Parmesan)

4 Eier

200 ml frische Sahne

Salz und Pfeffer nach Geschmack.

Butter zum Einfetten der Pfanne

Vorbereitung:

Bereiten Sie die Artischocken vor: Entfernen Sie die harten Außenblätter, schneiden Sie die Oberseite der Artischocken ab und schneiden Sie die Basis ab. Bei Bedarf Blattspitzen entfernen. Die Artischocken halbieren und das innere Heu entfernen. Kochen Sie die Artischocken in kochendem Salzwasser etwa 10–15 Minuten lang oder bis sie weich sind. Abgießen und etwas abkühlen lassen. Den Backofen auf 180°C vorheizen. Ein Backblech mit Butter bestreichen. In einer Schüssel die Eier verquirlen und die frische Sahne hinzufügen. Den geriebenen Käse dazugeben und gut vermischen. Mit Salz und Pfeffer abschmecken. Legen Sie die Artischocken in die gebutterte Pfanne und gießen Sie die Ei-Käse-Mischung darüber. Im vorgeheizten Ofen etwa 20–25 Minuten backen, oder bis die Oberfläche goldbraun und der Kuchen fest ist. Aus dem Ofen nehmen und abkühlen lassen, bevor der Artischocken-Käse-Flan als zweiter Gang oder Beilage serviert wird.

# GEBRATENE GARNELEN MIT KNOBLAUCH UND PETERSILIE

Zubereitungszeit: 10 Minuten

Kochzeit: 5-7 Minuten

Dosierung für 4 Personen:

Zutaten:

500 g frische Garnelen, geschält

und der Eingeweide beraubt

4 Esslöffel Olivenöl

4 Knoblauchzehen, fein gehackt

Frische Petersilie,

nach Geschmack gehackt

Salz und Pfeffer nach Geschmack.

**Vorbereitung:**

Spülen Sie die Garnelen unter fließendem kaltem Wasser ab und trocknen Sie sie mit saugfähigem Papier ab. Erhitzen Sie das Olivenöl in einer beschichteten Pfanne bei mittlerer bis hoher Hitze. Die gehackten Knoblauchzehen hinzufügen und einige Minuten kochen lassen, bis sie leicht gebräunt sind und duften. Die Garnelen in die Pfanne geben und auf jeder Seite etwa 3–4 Minuten braten, bis sie rosa und gar sind. Während des Kochens mit Salz und Pfeffer abschmecken. Nehmen Sie die Pfanne vom Herd und bestreuen Sie die Garnelen mit gehackter frischer Petersilie. Servieren Sie die Scampi in einer Pfanne mit Knoblauch und Petersilie als Vorspeise oder als zweiten Gang, vielleicht mit ein paar Croutons.

# REZEPTE
# ERSTEN GÄNGE

# KOHL- UND WURSTSUPPE

Zubereitungszeit: 20 Minuten

Kochzeit: 30 Minuten

Dosierung für: 4 Personen

Zutaten:

200 g Zwiebel, gehackt

2 Knoblauchzehen, gehackt

2 Esslöffel Olivenöl

500 g Wirsing, gehackt

1 Liter Gemüsebrühe

400 g geschälte Tomaten, nicht abgetropft

1 Teelöffel getrockneter Oregano

1/2 Teelöffel schwarzer Pfeffer

400 g süße italienische Wurst, zerbröckelt

Salz nach Geschmack

Vorbereitung:

Zwiebel und Knoblauch in Olivenöl anbraten, bis sie weich sind. Den Wirsing hinzufügen und 5 Minuten kochen lassen. Gemüsebrühe, geschälte Tomaten, Oregano und schwarzen Pfeffer hinzufügen. Aufkochen und 20 Minuten köcheln lassen. Die zerbröckelte Wurst hinzufügen und weitere 5 Minuten kochen lassen. Abschmecken und Gewürze nach Geschmack anpassen. Heiß mit knusprigem Brot servieren.

# ZUCCHINI-TAGLIATELLE MIT TOMATENSAUCE UND FLEISCHBÄLLCHEN

Zubereitungszeit: 20 Minuten

Kochzeit: 30 Minuten

Zutaten:

Für 4 Personen

4 Zucchini

500 g Hackfleisch

1 Zwiebel, gehackt

2 Knoblauchzehen, gehackt

400 g Tomatenpüree

1 Esslöffel Olivenöl

1 Teelöffel getrockneter Oregano

Salz und Pfeffer nach Geschmack.

Vorbereitung:

Schneiden Sie die Zucchini in Julienne-Streifen, um Zucchini-Tagliatelle zu erhalten. In einer Pfanne das Olivenöl erhitzen und die Zwiebel und den Knoblauch hinzufügen. Goldbraun braten. Das Hackfleisch in die Pfanne geben und anbraten, bis es gut gebräunt ist. Tomatenpüree, Oregano, Salz und Pfeffer hinzufügen. Gut vermischen und bei mittlerer bis niedriger Hitze etwa 15–20 Minuten kochen lassen. In der Zwischenzeit in einer separaten Pfanne die Zucchini-Tagliatelle 2–3 Minuten kochen, bis sie weich sind. Die Zucchini-Tagliatelle mit der Tomatensauce und den Fleischbällchen darauf servieren. Guten Appetit!

# AUBERGINENLASAGNE OHNE PASTA

Zubereitungszeit: 30 Minuten

Kochzeit: 40 Minuten

Zutaten:

Für 4 Personen

2 große Auberginen

400 g Hackfleisch

1 Zwiebel, gehackt, 2 Knoblauchzehen, gehackt

400 g Tomatenpüree

250g Mozzarella, in Scheiben geschnitten

50 g geriebener Käse

1 Esslöffel Olivenöl

Salz und Pfeffer nach Geschmack.

Vorbereitung:

Die Auberginen in dünne Scheiben schneiden und grillen, bis sie weich sind. In einer Pfanne das Olivenöl erhitzen und die Zwiebel und den Knoblauch hinzufügen. Goldbraun braten. Das Hackfleisch in die Pfanne geben und anbraten, bis es gut gebräunt ist. Tomatenpüree, Salz und Pfeffer hinzufügen. Gut vermischen und bei mittlerer Hitze etwa 15 Minuten kochen lassen. Beginnen Sie in einer Pfanne damit, die Schichten abwechselnd mit den Auberginenscheiben, dem Ragù und dem Mozzarella zu bilden. Fahren Sie abwechselnd mit den Schichten fort, bis Ihnen die Zutaten ausgehen, und achten Sie darauf, dass Sie zum Abschluss eine Schicht Mozzarella darüber geben. Den geriebenen Käse über die Lasagne streuen. Im vorgeheizten Ofen bei 180 °C etwa 25–30 Minuten backen oder bis der Käse goldbraun und geschmolzen ist. Vor dem Servieren einige Minuten ruhen lassen.

# ZUCCHINI-SPAGHETTI MIT AVOCADO-PESTO

Zubereitungszeit: 15 Minuten

Kochzeiten: keine

Die Zutaten:

Für 4 Personen

4 Zucchini, 1 reife Avocado

1 Bund frisches Basilikum

1 Knoblauchzehe

Saft von 1 Zitrone

30 g Mandeln oder Pinienkerne

3 Esslöffel Olivenöl

Salz und Pfeffer nach Geschmack.

**Vorbereitung:**

**Schneiden Sie die Zucchini in Julienne-Streifen oder verwenden Sie eine Spirale, um Zucchini-Spaghetti zuzubereiten. In einer Küchenmaschine oder einem Mixer Avocado, Basilikum, Knoblauchzehe, Zitronensaft, Mandeln oder Pinienkerne, Olivenöl, Salz und Pfeffer vermischen. Mischen, bis eine cremige Konsistenz entsteht. Das Avocadopesto mit den Zucchininudeln vermengen, bis es gut gewürzt ist. Die Zucchini-Spaghetti mit dem Avocado-Pesto servieren. Guten Appetit!**

# TOMATENSUPPE MIT HÜHNCHEN UND GEMÜSE

**Zubereitungszeit: 20 Minuten**

**Kochzeit: 30 Minuten**

**Zutaten:**

**Für 4 Personen**

**2 Hähnchenbrüste, in Würfel geschnitten**

**1 Zwiebel, gehackt**

**2 Karotten, in Scheiben geschnitten**

**2 Stangen Sellerie, in Scheiben geschnitten**

**3 Knoblauchzehen, gehackt**

**800 g geschälte Tomaten, gehackt**

**1 Liter Hühnerbrühe**

**1 Teelöffel getrockneter Oregano**

1 Teelöffel getrocknetes Basilikum

Salz und Pfeffer nach Geschmack.

Olivenöl zum Kochen

Vorbereitung:

In einem großen Topf etwas Olivenöl
erhitzen und Zwiebeln, Karotten, Sellerie
und Knoblauch hinzufügen. Goldbraun
braten. Das gewürfelte Hähnchen in den
Topf geben und goldbraun braten. Gehackte
Dosentomaten, Hühnerbrühe, Oregano,
Basilikum, Salz und Pfeffer hinzufügen. Gut
vermischen und zum Kochen bringen.
Reduzieren Sie die Hitze und kochen Sie es
bei mittlerer bis niedriger Hitze etwa 20 bis
25 Minuten lang oder bis das Huhn gar und
das Gemüse zart ist. Abschmecken und ggf.
Salz und Pfeffer anpassen. Die
Tomatensuppe mit Hühnchen und Gemüse
heiß servieren . Guten Appetit!

# GURKENNUDELN MIT THUNFISCH AVOCADO-SAUCE

**Zubereitungszeit: 15 Minuten**

**Kochzeiten: keine**

**Zutaten:**

**Für 4 Personen**

**2 Gurken**

**2 Dosen abgetropfter Thunfisch**

**1 reife Avocado**

**Saft von 1 Zitrone**

**1 Esslöffel Olivenöl**

**1 rote Zwiebel, in dünne Scheiben geschnitten**

**Gehackte frische Petersilie nach Geschmack**

**Salz und Pfeffer nach Geschmack.**

Vorbereitung:

Mit einem Gemüseschäler Gurkennudeln herstellen. Legen Sie sie beiseite. In einer Schüssel die Avocado zerdrücken, bis eine cremige Konsistenz entsteht. Zitronensaft, Olivenöl, Salz und Pfeffer hinzufügen. Gut vermischen, um die Avocadosauce zu erhalten. In einer anderen Schüssel den abgetropften Thunfisch, die rote Zwiebel und die gehackte Petersilie vermischen. Vorsichtig umrühren, um den Thunfisch zu würzen. Die Gurkennudeln zur Avocadosoße geben und umrühren, um die Soße gleichmäßig zu verteilen. Die Gurken-Tagliatelle auf einer Servierplatte anrichten und mit dem gewürzten Thunfisch garnieren. Die Gurkennudeln mit Thunfisch-Avocado-Sauce servieren. Guten Appetit!

# GARNELENSALAT MIT AVOCADO UND LIMETTE

Zubereitungszeit: 20 Minuten

Kochzeit: 5 Minuten

Zutaten:

Für 4 Personen

500 g geschälte Garnelen

2 reife Avocados, gewürfelt, Saft von 2 Limetten

1 Gurke, in dünne Scheiben schneiden

1 rote Paprika, gewürfelt

1 rote Zwiebel, in dünne Scheiben geschnitten

Gehackte frische Petersilie nach Geschmack

Olivenöl zum Garen von Garnelen

Salz und Pfeffer nach Geschmack.

**Vorbereitung:**

In einer Pfanne etwas Olivenöl erhitzen und die geschälten Garnelen etwa 3–5 Minuten lang rosa und gar kochen. In einer großen Schüssel gewürfelte Avocados , Limettensaft, dünn geschnittene Gurken, gewürfelte rote Paprika und rote Zwiebeln vermischen. Vorsichtig umrühren, um die Zutaten zu würzen. Die gekochten Garnelen zum Salat geben und leicht vermischen. Je nach Geschmack mit Salz und Pfeffer würzen. Den Salat mit gehackter frischer Petersilie bestreuen. Den Garnelensalat mit Avocado und Limette servieren. Guten Appetit!

# BLUMENKOHLREIS MIT ANGEBRATENEM GEMÜSE

Zubereitungszeit: 15 Minuten

Kochzeit: 15 Minuten

Zutaten:

Für 4 Personen

1 großer Blumenkohl

1 Zucchini, in Würfel geschnitten

1 rote Paprika, gewürfelt

1 Karotte, gewürfelt, 1 Zwiebel, gehackt

2 Knoblauchzehen, gehackt

2 Esslöffel Olivenöl

Salz und Pfeffer nach Geschmack.

Gehackte frische Petersilie nach Geschmack

**Vorbereitung:**

Den Blumenkohl in kleine Stücke schneiden und in einen Mixer oder Mixer geben. Mischen, bis eine reisähnliche Konsistenz entsteht. In einer großen Pfanne das Olivenöl erhitzen und die Zwiebel und den Knoblauch hinzufügen. Goldbraun braten. Geben Sie das Gemüse (Zucchini, Paprika und Karotte) in die Pfanne und braten Sie es 5–7 Minuten lang an, bis es zart, aber noch knusprig ist . Den geriebenen Blumenkohl in die Pfanne geben und gut mit dem sautierten Gemüse vermischen. Weitere 5 Minuten kochen lassen. Schmecken Sie ab und passen Sie Salz und Pfeffer nach Ihrem Geschmack an. Den Blumenkohlreis mit sautiertem Gemüse servieren und mit gehackter frischer Petersilie garnieren. Guten Appetit!

# ZUCCHINI-SPAGHETTI
# MIT FLEISCHSAUCE

**Zubereitungszeit: 20 Minuten**

**Kochzeit: 30 Minuten**

**Zutaten:**

**Für 4 Personen**

**4 Zucchini**

**500 g Hackfleisch**

**1 Zwiebel, gehackt**

**2 Knoblauchzehen, gehackt**

**400 g Tomatenpüree**

**1 Esslöffel Olivenöl**

**1 Teelöffel getrockneter Oregano**

**Salz und Pfeffer nach Geschmack.**

**Vorbereitung:**

Schneiden Sie die Zucchini in Julienne-Streifen, um Zucchini-Spaghetti zu erhalten. In einer Pfanne das Olivenöl erhitzen und die Zwiebel und den Knoblauch hinzufügen. Goldbraun braten. Das Hackfleisch in die Pfanne geben und anbraten, bis es gut gebräunt ist. Tomatenpüree, Oregano, Salz und Pfeffer hinzufügen. Gut vermischen und bei mittlerer bis niedriger Hitze etwa 15–20 Minuten kochen lassen. In der Zwischenzeit in einer anderen Pfanne die Zucchini-Spaghetti 2–3 Minuten kochen, bis sie weich sind. Die Zucchini-Spaghetti mit dem Ragù darauf servieren. Guten Appetit!

# FISCH- UND MEERESFRÜCHTSSUPPE

Zubereitungszeit: 15 Minuten

Kochzeit: 30 Minuten

Zutaten:

Für 4 Personen

500 g gemischter Fisch (Kabeljau ,

Garnelen, Muscheln, Muscheln )

1 Zwiebel, gehackt

2 Knoblauchzehen, gehackt

400 g geschälte Tomaten, gehackt

1 Liter Fischbrühe oder Wasser

1 Teelöffel getrockneter Oregano

1 Teelöffel rote Paprikaflocken

Saft von 1 Zitrone

Gehackte frische Petersilie nach Geschmack

Salz und Pfeffer nach Geschmack.

Olivenöl zum Kochen

Vorbereitung:

In einem großen Topf einen Schuss Olivenöl erhitzen und die Zwiebel und den Knoblauch hinzufügen. Goldbraun braten. Geben Sie den gemischten Fisch in den Topf und kochen Sie ihn einige Minuten lang, bis er leicht gebräunt ist. Fügen Sie die gehackten geschälten Tomaten, die Fischbrühe (oder Wasser), den Oregano, die Chilischote (wenn Sie möchten), den Zitronensaft, das Salz und den Pfeffer hinzu. Gut vermischen und zum Kochen bringen. Reduzieren Sie die Hitze und garen Sie den Fisch bei mittlerer bis niedriger Hitze etwa 20 bis 25 Minuten lang oder bis der Fisch gar ist und sich die Aromen vermischen. Vor dem Servieren mit gehackter frischer Petersilie bestreuen. Servieren Sie die Fisch- und Meeresfrüchtesuppe heiß . Guten Appetit!

# HÜHNERSALAT MIT TOMATEN UND FETAKÄSE

Zubereitungszeit: 20 Minuten

Kochzeit: 15 Minuten

Zutaten:

Für 4 Personen

2 Hähnchenbrüste, gekocht und gewürfelt

200 g Kirschtomaten, halbiert

100 g Feta-Käse, zerbröselt

1 Gurke, in dünne Scheiben schneiden

1 gelbe Paprika, gewürfelt

1 rote Zwiebel, in dünne Scheiben geschnitten

Saft von 1 Zitrone

3 Esslöffel Olivenöl

Gehackte frische Petersilie nach Geschmack

Salz und Pfeffer nach Geschmack.

Vorbereitung:

In einer großen Schüssel Hähnchenwürfel, Kirschtomaten, Feta-Käse, Gurke, gelbe Paprika und rote Zwiebeln vermischen. In einer separaten kleinen Schüssel Zitronensaft, Olivenöl, Salz und Pfeffer verrühren, um die Sauce zuzubereiten. Gießen Sie das Dressing in die Schüssel mit den Zutaten und vermischen Sie es gut, um den Salat anzurichten. Zum Garnieren mit gehackter frischer Petersilie bestreuen. Den Hühnersalat mit Kirschtomaten und Feta servieren. Guten Appetit!

# ZUCCHINI-LINGUINE MIT TOMATEN SAUCE UND GEGRILLTEM HÄHNCHEN

**Zubereitungszeit: 20 Minuten**

**Kochzeit: 30 Minuten**

**Zutaten:**

**Für 4 Personen**

**4 Zucchini**

**2 in Olivenöl marinierte Hähnchenbrüste ,**

**Zitronensaft, Salz, Pfeffer und Gewürze nach Geschmack**

**400 g geschälte Tomaten, gehackt**

**1 Zwiebel, gehackt, 2 Knoblauchzehen, gehackt**

**1 Esslöffel Olivenöl**

**Salz und Pfeffer nach Geschmack.**

**Gehacktes frisches Basilikum nach Geschmack**

Vorbereitung:

Mit einem Spiralschneider oder Kartoffelschäler Zucchini-Linguine zubereiten. Legen Sie sie beiseite. In einer Pfanne das Olivenöl erhitzen und die Zwiebel und den Knoblauch hinzufügen. Goldbraun braten. Die geschälten, in Stücke geschnittenen Tomaten hinzufügen, salzen und pfeffern. Gut vermischen und bei mittlerer bis niedriger Hitze etwa 15–20 Minuten kochen lassen. In der Zwischenzeit die marinierten Hähnchenbrüste grillen, bis sie gar sind. Die Zucchini-Linguine zur Tomatensauce geben und umrühren, um die Sauce gleichmäßig zu verteilen. Zucchini-Linguine mit Tomatensauce und gegrilltem Hähnchen darüber servieren. Nach Belieben mit gehacktem frischem Basilikum und geriebenem Käse bestreuen. Guten Appetit!

# BLUMENKOHLRISOTTO MIT PILZEN UND GERIEBENEM KÄSE

Zubereitungszeit: 15 Minuten

Kochzeit: 25 Minuten

Zutaten:

Für 4 Personen

1 mittelgroßer Blumenkohl, in kleine Stücke geschnitten

200 g gemischte Champignons, in Scheiben geschnitten

1 Zwiebel, gehackt

2 Knoblauchzehen, gehackt

300 g Arborio- oder Carnaroli-Reis

1/2 Glas trockener Weißwein

1 Liter Gemüsebrühe

50 g geriebener Parmesan

2 Esslöffel Olivenöl

Salz und Pfeffer nach Geschmack.

Vorbereitung:

In einem großen Topf die Gemüsebrühe zum Kochen bringen und warm halten. In einer Pfanne das Olivenöl erhitzen und die Zwiebel und den Knoblauch hinzufügen. Goldbraun braten. Geben Sie die Pilze in die Pfanne und kochen Sie sie, bis sie goldbraun sind und das freigesetzte Wasser verdampft ist. Legen Sie sie beiseite. Geben Sie den Reis in eine andere Pfanne und rösten Sie ihn unter ständigem Rühren einige Minuten lang. Den Weißwein mit dem Reis in die Pfanne geben und verrühren, bis er vollständig absorbiert ist.

Geben Sie den in Stücke geschnittenen Blumenkohl in die Pfanne und geben Sie nach und nach die Gemüsebrühe hinzu. Rühren Sie dabei ständig um und warten Sie, bis die Brühe aufgesogen ist, bevor Sie weitere hinzufügen. Fügen Sie die Brühe hinzu und rühren Sie weiter, bis der Reis al dente gekocht und der Blumenkohl weich ist. Die sautierten Pilze mit dem Risotto in die Pfanne geben und gut vermischen. Je nach Geschmack mit Salz und Pfeffer würzen. Vor dem Servieren mit geriebenem Käse bestreuen. Das Blumenkohlrisotto mit Pilzen und geriebenem Käse heiß servieren. Guten Appetit!

# HÜHNERBRÜHSUPPE MIT GEMÜSE

**Zubereitungszeit: 15 Minuten**

**Kochzeit: 30 Minuten**

**Zutaten:**

**Für 4 Personen**

**1 Liter Hühnerbrühe (selbstgemacht oder gekauft)**

**2 Hähnchenbrüste, gekocht und gewürfelt**

**2 Karotten, in Scheiben geschnitten**

**2 Stangen Sellerie, in Scheiben geschnitten**

**1 Zwiebel, gehackt**

**2 Knoblauchzehen, gehackt**

**100 g Erbsen (frisch oder gefroren)**

**1 Zucchini, in Würfel geschnitten**

**Gehackte frische Petersilie nach Geschmack**

**Salz und Pfeffer nach Geschmack. Olivenöl zum Kochen**

**Vorbereitung:**

**In einem großen Topf einen Schuss Olivenöl erhitzen und die Zwiebel und den Knoblauch hinzufügen. Goldbraun braten. Karotten, Sellerie und Zucchini in den Topf geben und einige Minuten kochen lassen, bis sie leicht weich sind. Die Hühnerbrühe in den Topf gießen und zum Kochen bringen. Reduzieren Sie die Hitze und fügen Sie die Erbsen und die gekochten Hähnchenwürfel hinzu. Bei mittlerer bis niedriger Hitze etwa 15–20 Minuten kochen, oder bis das Gemüse weich ist. Abschmecken und Salz und Pfeffer nach Ihrem Geschmack anpassen. Vor dem Servieren mit gehackter frischer Petersilie bestreuen. Die Hühnerbrühesuppe mit Gemüse heiß servieren. Guten Appetit!**

# THUNFISCHSALAT MIT GEKOCHTEN EIER UND OLIVEN

Zubereitungszeit: 15 Minuten

Kochzeit: 10 Minuten

Zutaten:

Für 4 Personen

2 Dosen Thunfisch in Öl, abgetropft

4 hartgekochte Eier, halbiert

200 g Kirschtomaten, halbiert

100 g schwarze Oliven, entkernt und in Scheiben geschnitten

1 rote Zwiebel, in dünne Scheiben geschnitten

Saft von 1 Zitrone

3 Esslöffel Olivenöl

Gehackte frische Petersilie nach Geschmack

Salz und Pfeffer nach Geschmack.

Vorbereitung:

In einer großen Schüssel den abgetropften Thunfisch, die hartgekochten, halbierten Eier, die Kirschtomaten, die Oliven und die roten Zwiebeln vermischen. In einer separaten kleinen Schüssel Zitronensaft, Olivenöl, Salz und Pfeffer verrühren, um die Sauce zuzubereiten. Gießen Sie das Dressing in die Schüssel mit den Zutaten und vermischen Sie es gut, um den Salat anzurichten. Zum Garnieren mit gehackter frischer Petersilie bestreuen. Den Thunfischsalat mit hartgekochten Eiern und Oliven servieren. Guten Appetit!

# GURKEN TAGLIATELLE MIT THUNFISCHSAUCE UND TOMATEN

Zubereitungszeit: 15 Minuten

Kochzeiten: keine

Zutaten:

Für 4 Personen

2 Gurken

2 Dosen abgetropfter Thunfisch

200 g Kirschtomaten, halbiert

1 rote Zwiebel, in dünne Scheiben geschnitten

Saft von 1 Zitrone, 3 Esslöffel Olivenöl

Gehackte frische Petersilie nach Geschmack

Salz und Pfeffer nach Geschmack.

**Vorbereitung:**

Mit einem Gemüseschäler Gurkennudeln herstellen. Legen Sie sie beiseite. In einer Schüssel den abgetropften Thunfisch, die Kirschtomaten, die roten Zwiebeln, den Zitronensaft, das Olivenöl, Salz und Pfeffer vermischen. Gut vermischen, um die Thunfischsauce zu erhalten. Die Gurkennudeln mit der Thunfischsauce in die Schüssel geben und vorsichtig umrühren, um die Nudeln zu bedecken. Die Gurken-Tagliatelle mit der Thunfisch-Kirschtomaten-Sauce servieren. Mit gehackter frischer Petersilie bestreuen. Guten Appetit!

# ZUCCHINI-SPAGHETTI MIT SPINAT PESTO UND HÜHNCHEN

Zubereitungszeit: 20 Minuten

Kochzeit: 15 Minuten

Zutat:

Für 4 Personen

4 Zucchini

200g Hähnchenbrust, in Würfel geschnitten

100 g frischer Spinat

30 g Walnüsse

2 Knoblauchzehen

50 g geriebener Parmesan

Saft einer halben Zitrone

3 Esslöffel Olivenöl, Salz und Pfeffer nach Geschmack.

**Vorbereitung:**

Mit einem Spiralschneider oder Kartoffelschäler Zucchini-Spaghetti zubereiten. Legen Sie sie beiseite. In einer Pfanne einen Esslöffel Olivenöl erhitzen und die Hähnchenwürfel anbraten, bis sie gar und goldbraun sind. Leg es zur Seite. In einem Mixer oder Mixer Spinat, Walnüsse, Knoblauch, geriebenen Parmesan, Zitronensaft, Salz und Pfeffer vermischen. Mischen, bis eine cremige Konsistenz entsteht. Nach und nach Olivenöl hinzufügen, bis die gewünschte Konsistenz erreicht ist. In einer Pfanne die Zucchini-Spaghetti mit einem Löffel Olivenöl erhitzen, bis sie weich sind. Das Spinatpesto mit den Zucchini-Spaghetti in die Pfanne geben und gut vermischen, um die Spaghetti zu würzen. Das gekochte Hähnchen in die Pfanne geben und vorsichtig umrühren. Servieren Sie die Zucchini-Spaghetti mit Spinat und Hühnerpesto. Guten Appetit!

# GEMÜSE SUPPE MIT TRUTHHAHN FLEISCHBÄLLCHEN

**Zubereitungszeit: 20 Minuten**

**Kochzeit: 30 Minuten**

**Zutaten:**

**Für 4 Personen**

**500 g gehacktes Putenfleisch**

**1 Zwiebel, gehackt, 2 Karotten, gewürfelt**

**2 Stangen Sellerie, gewürfelt**

**1 Zucchini, gewürfelt**

**2 Knoblauchzehen, gehackt**

**1 Liter Gemüsebrühe**

**2 Esslöffel Olivenöl**

**Gehackte frische Petersilie nach Geschmack**

Salz und Pfeffer nach Geschmack.

Vorbereitung:

In einer Schüssel das Putenhackfleisch, die gehackte Zwiebel, den gehackten Knoblauch, die gehackte frische Petersilie, Salz und Pfeffer vermischen. Fleischbällchen in der gewünschten Größe formen. In einem Topf das Olivenöl erhitzen und die Zwiebel und den Knoblauch darin goldbraun braten. Karotten, Sellerie und Zucchini in den Topf geben und einige Minuten kochen lassen, bis sie leicht weich sind. Die Gemüsebrühe in die Pfanne gießen und zum Kochen bringen. Reduzieren Sie die Hitze und geben Sie die Putenfleischbällchen in den Topf. Bei mittlerer bis niedriger Hitze etwa 15 bis 20 Minuten kochen lassen, oder bis die Fleischbällchen gar sind und das Gemüse zart ist. Abschmecken und Salz und Pfeffer nach Ihrem Geschmack anpassen. Vor dem Servieren mit gehackter frischer Petersilie bestreuen. Die Gemüsesuppe mit den Putenfleischbällchen heiß servieren.

# ZUCCHINI PAD THAI MIT GARNELEN

**Zubereitungszeit: 20 Minuten**

**Kochzeit: 10 Minuten**

**Zutaten: Für 4 Personen**

**4 Zucchini, in Julienne oder Spiralen geschnitten**

**200 g geschälte Garnelen**

**2 geschlagene Eier, Saft von 1 Zitrone**

**3 Esslöffel Sojasauce**

**2 Esslöffel brauner Zucker**

**3 Esslöffel Sesamöl**

**4 Knoblauchzehen gehackt**

**Vorbereitung:**

**In einer Pfanne das Sesamöl und den gehackten Knoblauch erhitzen. Braten, bis der Knoblauch goldbraun ist.**

Geben Sie die Garnelen in die Pfanne und kochen Sie sie, bis sie rosa und gar sind. Die Garnelen aus der Pfanne nehmen und beiseite stellen. Gießen Sie die geschlagenen Eier in dieselbe Pfanne und kochen Sie sie, bis sie leicht eingedickt sind. Geben Sie die julienierten Zucchini in die Pfanne und kochen Sie sie einige Minuten lang, bis sie weich, aber immer noch knusprig sind. In einer separaten Schüssel Sojasauce, braunen Zucker und Zitronensaft verrühren. Die Soße mit den Zucchini in die Pfanne geben und gut vermischen. Die zuvor gekochten Garnelen in die Pfanne geben und vorsichtig verrühren, um die Soße gleichmäßig zu verteilen. Wenn Sie etwas Schärfe wünschen, geben Sie Chiliflocken in die Pfanne und vermischen Sie alles gut. Vor dem Servieren mit gerösteten Erdnussstücken und gehacktem frischem Koriander garnieren. Servieren Sie das Zucchini-Pad Thai mit Garnelen heiß. Guten Appetit!

# HÜHNERSALAT MIT AVOCADO UND GETROCKNETEN TOMATEN

Zubereitungszeit: 20 Minuten

Garzeit: 15 Minuten (für Hähnchen)

Zutaten:

Für 4 Personen

2 in Olivenöl marinierte Hähnchenbrüste ,

Zitronensaft, Salz, Pfeffer und Gewürze nach Geschmack

2 Avocados , gewürfelt, Saft von 1 Zitrone

100 g getrocknete Tomaten, eingeweicht

heißes Wasser und in Streifen schneiden

200 g gemischter Salat ,

gewaschen und in Stücke geschnitten

1 rote Zwiebel, in dünne Scheiben geschnitten

3 Esslöffel Olivenöl

Salz und Pfeffer nach Geschmack.

Vorbereitung:

Die marinierten Hähnchenbrüste grillen, bis
sie gar sind. Abkühlen lassen und in
Scheiben oder Würfel schneiden.
Kombinieren Sie in einer großen Schüssel
gegrilltes Hähnchen, gewürfelte Avocados ,
gewürfelte sonnengetrocknete Tomaten,
gemischten Salat und geschnittene rote
Zwiebeln. In einer separaten kleinen
Schüssel Zitronensaft, Olivenöl, Salz und
Pfeffer verrühren, um die Sauce
zuzubereiten. Gießen Sie das Dressing in die
Schüssel mit den Zutaten und vermischen Sie
es gut, um den Salat anzurichten. Den
Hühnersalat mit Avocado und
sonnengetrockneten Tomaten servieren.
Guten Appetit!

# BLUMENKOHLREIS MIT GEGRILLTEM HÄHNCHEN UND GEMÜSE

Zubereitungszeit: 20 Minuten

Kochzeit: 15 Minuten

Zutaten:

Für 4 Personen

2 Hähnchenbrüste, in Öl mariniert

Olivenöl, Zitronensaft, Salz, Pfeffer

1 mittelgroßer Blumenkohl, in kleine Stücke geschnitten

2 Karotten, in Würfel schneiden

1 Zucchini, in Würfel geschnitten

1 rote Paprika, gewürfelt

1 Zwiebel, gehackt, 2 Knoblauchzehen, gehackt

2 Esslöffel Olivenöl

Salz und Pfeffer nach Geschmack.

Vorbereitung:

Die marinierten Hähnchenbrüste grillen, bis sie gar sind. Abkühlen lassen und in Scheiben oder Würfel schneiden. In einem Mixer oder Mixer den gehackten Blumenkohl pürieren, bis eine reisähnliche Konsistenz entsteht. In einer großen Pfanne das Olivenöl erhitzen und die Zwiebel und den Knoblauch hinzufügen. Goldbraun braten. Geben Sie das Gemüse (Karotten, Zucchini, Paprika) in die Pfanne und kochen Sie es 5–7 Minuten lang, bis es weich, aber noch knusprig ist. Den Blumenkohlreis mit dem Gemüse in die Pfanne geben und gut vermischen, um den Reis zu würzen. Abschmecken und Salz und Pfeffer nach Ihrem Geschmack anpassen. Blumenkohlreis mit gegrilltem Hähnchen und Gemüse servieren. Guten Appetit!

# BROKKOLI-CREMESUPPE MIT GERIEBENEM KÄSE

Zubereitungszeit: 15 Minuten

Kochzeit: 25 Minuten

Zutaten:

Für 4 Personen

500 g Brokkoli, in Stücke geschnitten

1 Zwiebel, gehackt

2 Knoblauchzehen, gehackt

1 Liter Gemüsebrühe

100 g geriebener Parmesan

2 Esslöffel Olivenöl

Salz und Pfeffer nach Geschmack.

**Vorbereitung:**

**In einem großen Topf das Olivenöl erhitzen und die Zwiebel und den Knoblauch hinzufügen. Goldbraun braten. Geben Sie den Brokkoli in den Topf und kochen Sie ihn einige Minuten lang, bis er leicht weich ist. Die Gemüsebrühe in die Pfanne gießen und zum Kochen bringen. Reduzieren Sie die Hitze und kochen Sie den Brokkoli bei mittlerer bis niedriger Hitze etwa 15 bis 20 Minuten lang oder bis der Brokkoli weich ist. Mit einem Stabmixer oder Pürierstab die Suppe pürieren, bis sie glatt und cremig ist. Abschmecken und Salz und Pfeffer nach Ihrem Geschmack anpassen. Vor dem Servieren mit geriebenem Käse bestreuen. Die Brokkolicreme mit dem geriebenen Käse heiß servieren. Guten Appetit!**

# ZUCCHINI-SPAGHETTI MIT TOMATENSAUCE UND HÜHNERFLEISCHBÄLLCHEN

**Zubereitungszeit: 30 Minuten**

**Kochzeit: 30 Minuten**

**Zutaten:**

**Für 4 Personen**

**4 Zucchini**

**400 g geschälte Tomaten, gehackt**

**500 g gehacktes Hühnerfleisch**

**1 Zwiebel, gehackt, 2 Knoblauchzehen, gehackt**

**1 Ei, 50 g Semmelbrösel**

**Gehackte frische Petersilie nach Geschmack**

**Salz und Pfeffer nach Geschmack.**

**Olivenöl zum Kochen**

**Vorbereitung:**

Mit einem Spiralschneider oder
Kartoffelschäler Zucchini-Spaghetti
zubereiten. Legen Sie sie beiseite. In einer
Schüssel das gehackte Hähnchen, die
gehackte Zwiebel, den gehackten Knoblauch,
das Ei, die Semmelbrösel, die gehackte
frische Petersilie, Salz und Pfeffer
vermischen. Fleischbällchen in der
gewünschten Größe formen. In einer Pfanne
etwas Olivenöl erhitzen und die
Hähnchenfleischbällchen goldbraun braten.
Legen Sie sie beiseite. In einer separaten
Pfanne etwas Olivenöl erhitzen und die
geschälten, in Stücke geschnittenen Tomaten
sowie Salz und Pfeffer hinzufügen. Bei
mittlerer bis niedriger Hitze etwa 15–20
Minuten kochen lassen oder bis die Sauce
eingedickt ist.

Die Zucchini-Spaghetti mit der Tomatensauce in die Pfanne geben und umrühren, um die Sauce gleichmäßig zu verteilen. Die Hühnerfleischbällchen mit den Zucchini-Spaghetti und der Tomatensauce in die Pfanne geben. Vorsichtig umrühren, um die Zutaten zu vermischen. Vor dem Servieren mit gehackter frischer Petersilie bestreuen. Servieren Sie die Zucchini-Spaghetti mit Tomatensauce und Hähnchenfleischbällchen. Guten Appetit!

# TOMATENSUPPE MIT BASILIKUM UND KNUSPRIGER SPECK

**Zubereitungszeit: 15 Minuten**

**Kochzeit: 30 Minuten**

**Zutaten:**

**Für 4 Personen**

**1 kg reife Tomaten, in Würfel geschnitten**

**1 Zwiebel, gehackt**

**2 Knoblauchzehen, gehackt**

**4 Scheiben Speck, in Streifen geschnitten**

**1 Bund frisches Basilikum, gehackt**

**2 Esslöffel Olivenöl**

**Salz und Pfeffer nach Geschmack.**

**Vorbereitung:**

In einem großen Topf das Olivenöl erhitzen und die Zwiebel und den Knoblauch hinzufügen. Goldbraun braten. Die gewürfelten Tomaten in den Topf geben und bei mittlerer Hitze etwa 20–25 Minuten kochen, bis die Tomaten weich sind und die Sauce leicht eingedickt ist. In der Zwischenzeit den Speck in einer separaten Pfanne bei mittlerer bis hoher Hitze knusprig braten. Leg es zur Seite. Den gehackten Basilikum mit dem Tomatenpüree in die Pfanne geben und gut vermischen. Pürieren Sie die Suppe mit einem Stabmixer oder Mixer, bis eine glatte und homogene Konsistenz entsteht. Abschmecken und Salz und Pfeffer nach Ihrem Geschmack anpassen. Vor dem Servieren jede Portion mit knusprigem Speck garnieren. Servieren Sie die Tomatensuppe mit Basilikum und heißem, knusprigem Speck. Guten Appetit!

# THUNFISCHSALAT MIT AVOCADO UND GURKE

**Zubereitungszeit: 15 Minuten**

**Garzeit: 0 Minuten**

**Zutaten:**

**Für 4 Personen**

**2 Dosen Thunfisch in Öl, abgetropft**

**2 Avocados , gewürfelt**

**2 Gurken, in Scheiben geschnitten**

**Saft von 1 Zitrone**

**2 Esslöffel Olivenöl**

**Gehackte frische Petersilie nach Geschmack**

**Salz und Pfeffer nach Geschmack.**

**Vorbereitung:**

In einer großen Schüssel den abgetropften Thunfisch, die gewürfelten Avocados und die gewürfelten Gurken vermischen. In einer separaten kleinen Schüssel Zitronensaft, Olivenöl, Salz und Pfeffer verrühren, um die Sauce zuzubereiten. Gießen Sie das Dressing in die Schüssel mit den Zutaten und vermischen Sie es gut, um den Salat anzurichten. Zum Garnieren mit gehackter frischer Petersilie bestreuen. Thunfischsalat mit Avocado und Gurke servieren. Guten Appetit!

# GURKENNUDELN MIT TOMATEN SAUCE UND WURST

Zubereitungszeit: 15 Minuten

Kochzeit: 30 Minuten

Zutaten:

Für 4 Personen

2 Gurken

200 g Wurst, geschält und zerbröckelt

400 g geschälte Tomaten, gehackt

1 Zwiebel, gehackt, 2 Knoblauchzehen, gehackt

2 Esslöffel Olivenöl

1 Teelöffel Zucker

Gehacktes frisches Basilikum nach Geschmack

Salz und Pfeffer nach Geschmack.

**Vorbereitung:**

Mit einem Spiralschneider oder
Gemüseschäler Gurkennudeln herstellen.
Legen Sie sie beiseite. In einer Pfanne das
Olivenöl erhitzen und die Zwiebel und den
Knoblauch hinzufügen. Goldbraun braten.
Die zerbröckelte Wurst in die Pfanne geben
und kochen, bis sie gar ist. Die geschälten, in
Stücke geschnittenen Tomaten, Salz, Pfeffer
und Zucker in die Pfanne geben. Gut
vermischen und bei mittlerer bis niedriger
Hitze etwa 15–20 Minuten kochen lassen,
oder bis die Sauce eingedickt ist. Die
Gurkennudeln mit der Tomatensoße in die
Pfanne geben und umrühren, um die Soße
gleichmäßig zu verteilen. Vor dem Servieren
mit gehacktem frischem Basilikum
garnieren. Die Gurken-Tagliatelle mit
Tomatensauce und Wurst servieren. Guten
Appetit!

# BLUMENKOHLRISOTTO MIT GARNELEN UND GERIEBENEM KÄSE

**Zubereitungszeit: 20 Minuten**

**Kochzeit: 30 Minuten**

**Zutaten:**

**Für 4 Personen**

**1 mittelgroßer Blumenkohl ,**

**in kleine Stücke schneiden**

**300 g geschälte Garnelen**

**1 Zwiebel, gehackt,**

**2 Knoblauchzehen, gehackt**

**300 g Arborio-Reis**

**1/2 Glas trockener Weißwein**

**1 Liter Gemüsebrühe**

50 g geriebener Parmesan

2 Esslöffel Olivenöl

Gehackte frische Petersilie nach Geschmack

Salz und Pfeffer nach Geschmack.

Vorbereitung:

Die Gemüsebrühe in einem Topf zum Kochen bringen und bei schwacher Hitze warm halten. In einem anderen Topf das Olivenöl erhitzen und die Zwiebel und den Knoblauch hinzufügen. Goldbraun braten. Geben Sie den Arborio-Reis in die Pfanne und rösten Sie ihn einige Minuten lang unter ständigem Rühren. Mit trockenem Weißwein ablöschen und den Alkohol verdunsten lassen. Fügen Sie nach und nach die heiße Gemüsebrühe hinzu, eine Kelle nach der anderen, rühren Sie ständig um und warten Sie, bis die Brühe aufgesogen ist, bevor Sie die nächste hinzufügen.

Geben Sie die Blumenkohlstücke etwa zur Hälfte der Risotto-Garzeit in den Topf und kochen Sie weiter, bis der Reis und der Blumenkohl weich sind. Die geschälten Garnelen in den Topf geben und gut umrühren, um die Zutaten zu verteilen. Abschmecken und Salz und Pfeffer nach Ihrem Geschmack anpassen. Vor dem Servieren mit geriebenem Käse und gehackter frischer Petersilie bestreuen. Das Blumenkohlrisotto mit Garnelen und geriebenem Käse servieren. Guten Appetit!

# PILZSUPPE MIT CREME UND PETERSILIE

**Zubereitungszeit: 15 Minuten**

**Kochzeit: 25 Minuten**

**Zutaten:**

**Für 4 Personen**

**500 g gemischte Pilze ,**

**gereinigt und in Scheiben geschnitten, 1 Zwiebel, gehackt**

**2 Knoblauchzehen, gehackt**

**500 ml Gemüsebrühe**

**200 ml Kochsahne**

**2 Esslöffel Olivenöl**

**Gehackte frische Petersilie nach Geschmack**

**Salz und Pfeffer nach Geschmack.**

**Vorbereitung:**

In einem großen Topf das Olivenöl erhitzen
und die Zwiebel und den Knoblauch
hinzufügen. Goldbraun braten. Die
geschnittenen Pilze in den Topf geben und
kochen, bis sie weich und goldbraun sind.
Die Gemüsebrühe in die Pfanne gießen und
zum Kochen bringen. Reduzieren Sie die
Hitze und lassen Sie es bei mittlerer bis
niedriger Hitze etwa 15–20 Minuten köcheln.
Mit einem Stabmixer oder Pürierstab die
Suppe teilweise zu einer leicht cremigen
Konsistenz pürieren. Die Kochsahne in die
Pfanne geben und gut verrühren.
Abschmecken und Salz und Pfeffer nach
Ihrem Geschmack anpassen. Vor dem
Servieren mit gehackter frischer Petersilie
garnieren. Die Pilzsuppe mit Sahne und
kochend heißer Petersilie servieren . Guten
Appetit!

# HÜHNERSALAT MIT GEGRILLTEM GEMÜSE UND FETAKÄSE

Zubereitungszeit: 20 Minuten

Kochzeit: 15 Minuten

Zutaten:

Für 4 Personen

2 in Olivenöl marinierte Hähnchenbrüste ,

Zitronensaft, Salz, Pfeffer und Gewürze nach Geschmack

2 Zucchini, in dünne Scheiben geschnitten

1 gelbe Paprika, in Streifen geschnitten

1 rote Paprika, in Streifen geschnitten

1 rote Zwiebel, in dünne Scheiben geschnitten

200 g gemischter Salat, gewaschen und in Stücke geschnitten

100 g Feta-Käse, zerbröselt

3 Esslöffel Olivenöl, Saft einer Zitrone

Gehackte frische Petersilie nach Geschmack

Salz und Pfeffer nach Geschmack.

Vorbereitung:

Die marinierten Hähnchenbrüste grillen, bis sie gar sind. Abkühlen lassen und in Scheiben oder Würfel schneiden. In einem Grill oder einer Grillpfanne die Zucchinischeiben, die gelben und roten Paprikastreifen und die Zwiebelscheiben grillen, bis sie zart und leicht rauchig sind. In einer großen Schüssel das gegrillte Hähnchen, das gegrillte Gemüse, den Salat und den zerbröckelten Feta-Käse vermischen. In einer separaten kleinen Schüssel Olivenöl, Zitronensaft, Salz und Pfeffer verrühren, um die Sauce zuzubereiten. Gießen Sie das Dressing in die Schüssel mit den Zutaten und vermischen Sie es gut, um den Salat anzurichten. Zum Garnieren mit gehackter frischer Petersilie bestreuen. Den Hühnersalat mit gegrilltem Gemüse und Feta-Käse servieren.

# ZUCCHINI-LINGUINE MIT TOMATENSAUCE UND OFENGEKOCHTEM HÜHNCHEN

**Zubereitungszeit: 20 Minuten**

**Kochzeit: 30 Minuten**

**Zutaten:**

**Für 4 Personen**

**4 Zucchini, in Linguine geschnitten**

**einen Spiralschneider oder Kartoffelschäler**

**400g Hähnchenbrust, in Würfel geschnitten**

**400 g geschälte Tomaten, gehackt**

**1 Zwiebel, gehackt**

**2 Knoblauchzehen, gehackt**

**2 Esslöffel Olivenöl**

**1 Teelöffel Zucker**

Gehacktes frisches Basilikum nach Geschmack

Salz und Pfeffer nach Geschmack.

Vorbereitung:

In einer Pfanne das Olivenöl erhitzen und die Zwiebel und den Knoblauch hinzufügen. Goldbraun braten. Geben Sie das gewürfelte Hähnchen in die Pfanne und kochen Sie es, bis es gar ist. Die geschälten, in Stücke geschnittenen Tomaten, Salz, Pfeffer und Zucker in die Pfanne geben. Gut vermischen und bei mittlerer bis niedriger Hitze etwa 15–20 Minuten kochen lassen, oder bis die Sauce eingedickt ist. Die Zucchini-Linguine mit der Tomatensauce in die Pfanne geben und umrühren, um die Sauce gleichmäßig zu verteilen. Vor dem Servieren mit gehacktem frischem Basilikum garnieren. Servieren Sie die Zucchini-Linguine mit Tomatensauce und gebackenem Hähnchen. Guten Appetit!

# TOMATENSUPPE MIT GARNELEN UND BASILIKUM

Zubereitungszeit: 15 Minuten

Kochzeit: 25 Minuten

Zutaten:

Für 4 Personen

400 g geschälte Garnelen

800 g geschälte Tomaten, gehackt

1 Zwiebel, gehackt

2 Knoblauchzehen, gehackt

2 Esslöffel Olivenöl

1 Teelöffel Zucker

1 Bund frisches Basilikum, gehackt

Salz und Pfeffer nach Geschmack.

**Vorbereitung:**

In einem großen Topf das Olivenöl erhitzen und die Zwiebel und den Knoblauch hinzufügen. Goldbraun braten. Die geschälten, in Stücke geschnittenen Tomaten, Salz, Pfeffer und Zucker in die Pfanne geben. Gut vermischen und bei mittlerer bis niedriger Hitze etwa 15–20 Minuten kochen lassen, oder bis die Sauce eingedickt ist. Mit einem Stabmixer oder Pürierstab die Suppe teilweise pürieren, bis eine Konsistenz mit Tomatenstücken entsteht. Die geschälten Garnelen in die Pfanne geben und einige Minuten kochen lassen, bis sie gut gegart sind. Das gehackte Basilikum in den Topf geben und gut vermischen. Abschmecken und Salz und Pfeffer nach Ihrem Geschmack anpassen. Vor dem Servieren mit frischen Basilikumblättern garnieren. Die Tomatensuppe mit Garnelen und Basilikum heiß servieren .

# THUNFISCHSALAT MIT GEKOCHTEN EIER UND AVOCADO

Zubereitungszeit: 15 Minuten

Kochzeit: 10 Minuten

Zutaten:

Für 4 Personen

2 Dosen Thunfisch in Öl, abgetropft

4 Eier, hartgekocht und in Scheiben geschnitten

2 Avocados , gewürfelt

200 g gemischter Salat ,

gewaschen und in Stücke gerissen

1 rote Zwiebel, in dünne Scheiben geschnitten

Saft von 1 Zitrone, 3 Esslöffel Olivenöl

Salz und Pfeffer nach Geschmack.

**Vorbereitung:**

In einer großen Schüssel den abgetropften
Thunfisch, die in Scheiben geschnittenen
hartgekochten Eier, die gewürfelten
Avocados, den sautierten Salat und die in
Scheiben geschnittenen roten Zwiebeln
vermischen . In einer separaten kleinen
Schüssel Zitronensaft, Olivenöl, Salz und
Pfeffer verrühren, um die Sauce
zuzubereiten. Gießen Sie das Dressing in die
Schüssel mit den Zutaten und vermischen Sie
es gut, um den Salat anzurichten. Den
Thunfischsalat mit hartgekochten Eiern und
Avocado servieren. Guten Appetit!

# GURKEN-TAGLIOLINI MIT THUNFISCH SAUCE UND GETROCKENETEN TOMATEN

**Zubereitungszeit: 15 Minuten**

**Kochzeiten: keine**

**Zutaten:**

**Für 4 Personen, 2 Gurken**

**2 Dosen Thunfisch in Öl, abgetropft**

**100 g getrocknete Tomaten, eingeweicht**

**heißes Wasser und in Streifen schneiden**

**Saft von 1 Zitrone**

**3 Esslöffel Olivenöl**

**Gehackte frische**

**Petersilie nach Geschmack**

**Salz und Pfeffer nach Geschmack.**

**Vorbereitung:**

Mit einem Spiralschneider oder Gemüseschäler Gurkennudeln herstellen. Legen Sie sie beiseite. In einer großen Schüssel den abgetropften Thunfisch, die in Streifen geschnittenen getrockneten Tomaten, den Zitronensaft, das Olivenöl, das Salz und den Pfeffer vermischen. Die Thunfischsauce gut verrühren, bis eine homogene Masse entsteht. Die Gurkennudeln mit der Thunfischsoße in die Schüssel geben und vorsichtig vermischen, um die Soße gleichmäßig zu verteilen. Vor dem Servieren mit gehackter frischer Petersilie bestreuen. Die Gurken-Tagliatelle mit Thunfischsauce und getrockneten Tomaten servieren. Guten Appetit!

# BLUMENKOHLREIS MIT GEGRILLTEM HÄHNCHEN UND SPINAT

**Zubereitungszeit: 20 Minuten**

**Kochzeit: 25 Minuten**

**Zutaten:**

**Für 4 Personen**

**1 mittelgroßer Blumenkohl, in kleine Stücke geschnitten**

**400 g Hähnchenbrust mariniert in Olivenöl ,**

**Zitronensaft, Salz, Pfeffer und Gewürze nach Geschmack**

**200 g frischer Spinat**

**1 Zwiebel, gehackt**

**2 Knoblauchzehen, gehackt**

**2 Esslöffel Olivenöl**

**Salz und Pfeffer nach Geschmack.**

**Vorbereitung:**

Den Blumenkohl in einer Küchenmaschine pürieren, bis er wie Reis aussieht. In einer Pfanne das Olivenöl erhitzen und die Zwiebel und den Knoblauch hinzufügen. Goldbraun braten. Den gehackten Blumenkohl in die Pfanne geben und einige Minuten kochen, bis er weich ist. In der Zwischenzeit die marinierte Hähnchenbrust grillen, bis sie gar ist. Abkühlen lassen und in Scheiben oder Würfel schneiden. Den frischen Spinat mit dem Blumenkohl in die Pfanne geben und rühren, bis der Spinat zusammengefallen ist. Je nach Geschmack mit Salz und Pfeffer würzen. Vor dem Servieren die Hähnchenscheiben oder -würfel in die Pfanne geben und vorsichtig umrühren, um die Zutaten zu vermischen. Blumenkohlreis mit gegrilltem Hähnchen und Spinat servieren. Guten Appetit!

# GEMÜSESUPPE MIT PUTENFLEISCH BÄLLCHEN MIT ZITRONE

Zubereitungszeit: 20 Minuten

Kochzeit: 30 Minuten

Zutaten:

Für 4 Personen

500 g gehacktes Putenfleisch

Saft und abgeriebene Schale von 1 Zitrone

1 Ei, 50 g Semmelbrösel

Gehackte frische Petersilie nach Geschmack

Salz und Pfeffer nach Geschmack.

1 Liter Gemüsebrühe

2 Karotten, in Scheiben geschnitten, 2 Zucchini, geschnitten

1 Zwiebel, gehackt, 2 Knoblauchzehen, gehackt

2 Esslöffel Olivenöl, Salz und Pfeffer nach Geschmack.

**Vorbereitung:**

In einer Schüssel Putenhackfleisch, abgeriebene Zitronenschale, Saft, Ei, Semmelbrösel, gehackte frische Petersilie, Salz und Pfeffer vermischen. Fleischbällchen in der gewünschten Größe formen. In einem Topf das Olivenöl erhitzen und die Zwiebel und den Knoblauch hinzufügen. Goldbraun braten. Die Karotten und Zucchini in den Topf geben und kochen, bis sie weich sind. Die Gemüsebrühe in die Pfanne gießen und zum Kochen bringen. Reduzieren Sie die Hitze und geben Sie die Putenfleischbällchen in den Topf. Bei mittlerer bis niedriger Hitze etwa 15–20 Minuten garen, oder bis die Fleischbällchen gar sind. Abschmecken und Salz und Pfeffer nach Ihrem Geschmack anpassen. Vor dem Servieren mit gehackter frischer Petersilie bestreuen. Servieren Sie die Gemüsesuppe mit den heißen Zitronen-Putenfleischbällchen . Guten Appetit!

# ZUCCHINI-PAD THAI MIT HUHN UND ERDNUSSSOBE

Zubereitungszeit: 20 Minuten

Kochzeit: 15 Minuten

Zutaten:

Für 4 Personen

2 Zucchini, in Scheiben geschnitten Julienne oder Spiralen

400g Hähnchenbrust, in Streifen geschnitten

200 g Sojasprossen

3 Esslöffel Sojasauce

2 Esslöffel Fischsauce

2 Esslöffel brauner Zucker

1 Esslöffel Reisessig

Saft von 1 Zitrone

3 Esslöffel Erdnusssauce

2 Esslöffel Erdnussöl

Frische Frühlingszwiebeln, in dünne Ringe geschnitten

Geröstete Cashewnüsse, nach Geschmack gehackt

Vorbereitung:

In einer Schüssel Sojasauce, Fischsauce, braunen Zucker, Reisessig, Zitronensaft und Erdnusssauce zu einer Sauce vermischen. Erhitzen Sie das Erdnussöl in einer Pfanne oder einem Wok bei mittlerer bis hoher Hitze. Fügen Sie das Huhn hinzu und kochen Sie es, bis es braun und durchgegart ist. Die julienierten Zucchini und Sojasprossen in die Pfanne geben und einige Minuten kochen, bis sie weich sind.

Gießen Sie die vorbereitete Sauce in die Pfanne und vermischen Sie sie gut, um die Zutaten zu würzen. Fügen Sie auch zerkleinerten roten Pfeffer hinzu, wenn Sie eine würzige Note bevorzugen. Rühren Sie weiter, bis alle Zutaten gut vermischt sind und die Sauce die Zucchini und das Huhn bedeckt hat. Vor dem Servieren mit dünn geschnittenen frischen Zwiebeln und gehackten Cashewnüssen garnieren. Servieren Sie das Zucchini Pad Thai mit Hähnchen und Erdnusssauce. Guten Appetit!

# HÜHNERSALAT MIT AVOCADO GETROCKENETEN TOMATEN UND FETAKÄSE

**Zubereitungszeit: 15 Minuten**

**Kochzeiten: keine**

**Zutaten:**

**Für 4 Personen**

**400 g Hähnchenbrust gegart und in Streifen geschnitten**

**2 Avocados , gewürfelt**

**100 g getrocknete Tomaten, eingeweicht**

**heißes Wasser und in kleine Stücke schneiden**

**100 g Feta-Käse, zerbröselt**

**200 g gemischter Salat, gewaschen und in Stücke geschnitten**

1 rote Zwiebel, in dünne Scheiben
geschnitten

Saft von 1 Zitrone

3 Esslöffel Olivenöl, Salz und Pfeffer nach
Geschmack.

Vorbereitung:

In einer großen Schüssel gekochte
Hähnchenstreifen, gewürfelte Avocados ,
gewürfelte sonnengetrocknete Tomaten,
gemischten Salat und geschnittene rote
Zwiebeln vermischen. In einer separaten
kleinen Schüssel Zitronensaft, Olivenöl, Salz
und Pfeffer verrühren, um die Sauce
zuzubereiten. Gießen Sie das Dressing in die
Schüssel mit den Zutaten und vermischen Sie
es gut, um den Salat anzurichten. Den
zerbröckelten Feta in die Schüssel geben und
vorsichtig vermischen, um den Käse
gleichmäßig zu verteilen. Den Hühnersalat
mit Avocado, sonnengetrockneten Tomaten
und Feta-Käse servieren. Guten Appetit!

# BLUMENKOHLRISOTTO MIT KNUSPRIGEM SPECK UND GERIEBENEM KÄSE

Zubereitungszeit: 15 Minuten

Kochzeit: 25 Minuten

Zutaten:

Für 4 Personen

1 mittelgroßer Blumenkohl, in kleine Stücke geschnitten

200g Speck, in Würfel schneiden

1 Zwiebel, gehackt, 2 Knoblauchzehen

300 g Arborio- oder Carnaroli-Reis

1/2 Glas trockener Weißwein

1,2 Liter Gemüsebrühe, kochend

50 g geriebener Parmesan

2 Esslöffel Butter, Salz und Pfeffer nach Geschmack.

Vorbereitung:

Den Blumenkohl in einer Küchenmaschine pürieren, bis er wie Reis aussieht. In einem großen Topf den Speck knusprig anbraten. Den Speck aus der Pfanne nehmen und beiseite stellen. In den gleichen Topf die Zwiebel und den Knoblauch geben und goldbraun braten. Geben Sie den Reis in die Pfanne und rösten Sie ihn unter ständigem Rühren etwa 2 Minuten lang. Den Weißwein dazugeben und verdampfen lassen. Fügen Sie nach und nach die heiße Gemüsebrühe hinzu, eine Kelle nach der anderen, rühren Sie ständig um und warten Sie, bis die Brühe aufgesogen ist, bevor Sie die nächste hinzufügen. Nach ca. 15–20 Minuten Garzeit

Den gehackten Blumenkohl hinzufügen und weiter kochen, bis der Reis al dente und der Blumenkohl zart ist. Nehmen Sie die Pfanne vom Herd und geben Sie den geriebenen Käse und die Butter hinzu. Gut vermischen, bis der Käse und die Butter im Risotto geschmolzen sind. Abschmecken und Salz und Pfeffer nach Ihrem Geschmack anpassen. Vor dem Servieren mit knusprigem Speck garnieren. Das Blumenkohlrisotto mit knusprigem Speck und geriebenem Käse servieren. Guten Appetit!

# TOMATENSUPPE MIT GARNELEN UND BASILIKUM

Zubereitungszeit: 15 Minuten

Kochzeit: 25 Minuten

Zutaten:

Für 4 Personen

400 g geschälte Garnelen

800 g geschälte Tomaten, gehackt

1 Zwiebel, gehackt

2 Knoblauchzehen, gehackt

2 Esslöffel Olivenöl

1 Teelöffel Zucker

1 Bund frisches Basilikum, gehackt

Salz und Pfeffer nach Geschmack.

**Vorbereitung:**

In einem großen Topf das Olivenöl erhitzen und die Zwiebel und den Knoblauch hinzufügen. Goldbraun braten. Die geschälten, in Stücke geschnittenen Tomaten, Salz, Pfeffer und Zucker in die Pfanne geben. Gut vermischen und bei mittlerer bis niedriger Hitze etwa 15–20 Minuten kochen lassen, oder bis die Sauce eingedickt ist. Mit einem Stabmixer oder Pürierstab die Suppe teilweise pürieren, bis eine Konsistenz mit Tomatenstücken entsteht. Die geschälten Garnelen in die Pfanne geben und einige Minuten kochen lassen, bis sie gut gegart sind. Das gehackte Basilikum in den Topf geben und gut vermischen. Abschmecken und Salz und Pfeffer nach Ihrem Geschmack anpassen. Vor dem Servieren mit frischen Basilikumblättern garnieren. Die Tomatensuppe mit Garnelen und Basilikum heiß servieren . Guten Appetit!

# THUNFISCHSALAT MIT AVOCADO, GURKEN UND SCHWARZEN OLIVEN

**Zubereitungszeit: 15 Minuten**

**Kochzeiten: keine**

**Zutaten:**

**Für 4 Personen**

**2 Dosen Thunfisch in Öl, abgetropft**

**2 Avocados , gewürfelt**

**2 Gurken, in Scheiben geschnitten**

**100 g schwarze Oliven, entkernt und in Scheiben geschnitten**

**Saft von 1 Zitrone**

**3 Esslöffel Olivenöl**

**Salz und Pfeffer nach Geschmack.**

**Vorbereitung:**

In einer großen Schüssel den abgetropften Thunfisch, die gewürfelten Avocados , die gewürfelten Gurken und die in Scheiben geschnittenen schwarzen Oliven vermischen. In einer separaten kleinen Schüssel Zitronensaft, Olivenöl, Salz und Pfeffer verrühren, um die Sauce zuzubereiten. Gießen Sie das Dressing in die Schüssel mit den Zutaten und vermischen Sie es gut, um den Salat anzurichten. Den Thunfischsalat mit Avocado, Gurke und schwarzen Oliven servieren. Guten Appetit!

# GURKENNUDELN MIT TOMATENSOSSE UND BRATWURST

Zubereitungszeit: 20 Minuten

Kochzeit: 30 Minuten

Zutaten:

Für 4 Personen

2 Gurken

400g Wurst, enthäutet und zerbröckelt

400 g geschälte Tomaten, gehackt

1 Zwiebel, gehackt

2 Knoblauchzehen, gehackt

2 Esslöffel Olivenöl

1 Teelöffel Zucker

Gehacktes frisches Basilikum, Salz und
Pfeffer nach Geschmack.

Vorbereitung:

Mit einem Spiralschneider oder
Gemüseschäler Gurkennudeln herstellen.
Legen Sie sie beiseite. In einer Pfanne das
Olivenöl erhitzen und die Zwiebel und den
Knoblauch hinzufügen. Goldbraun braten.
Die zerbröckelte Wurst in die Pfanne geben
und kochen, bis sie gar ist. Die geschälten, in
Stücke geschnittenen Tomaten, Salz, Pfeffer
und Zucker in die Pfanne geben. Gut
vermischen und bei mittlerer bis niedriger
Hitze etwa 15–20 Minuten kochen lassen,
oder bis die Sauce eingedickt ist. Die
Gurken-Tagliatelle mit der Tomaten-Wurst-
Sauce in die Pfanne geben. Umrühren, um
die Soße gleichmäßig zu verteilen. Vor dem
Servieren mit gehacktem frischem Basilikum
garnieren. Gurken-Tagliatelle mit
Tomatensauce und Bratwurst servieren.
Guten Appetit!

# REZEPTE
# ZWEITEN GÄNGE

# GEGRILLTES HÄHNCHEN MIT AVOCADOSAUCE

Zubereitungszeit: 15 Minuten

Kochzeit: 10-15 Minuten

Dosierung für: 4 Personen

Zutaten:

4 Hähnchenbrüste ohne Haut und Knochen

Salz und Pfeffer nach Geschmack

1 reife Avocado, zerdrückt

60 ml frischer Limettensaft

30 g gehackter frischer Koriander

1 Knoblauchzehe, gehackt

1/4 Teelöffel Kreuzkümmelpulver

1/4 Teelöffel Chilipulver

1/8 Teelöffel Salz

Vorbereitung:

**Den Grill auf mittlere bis hohe Hitze vorheizen. Das Hähnchen mit Salz und Pfeffer würzen. In einer Schüssel Avocado, Limettensaft, Koriander, Knoblauch, Kreuzkümmel, Chilipulver und Salz vermischen. Das Hähnchen auf jeder Seite 5–7 Minuten grillen oder bis es gar ist. Das Hähnchen mit der Avocadosauce darüber servieren.**

# GEGRILLTES RINDERSTEAK MIT GEGRILLTEM GEMÜSE

Zubereitungszeit: 10 Minuten

(Marinieren) + 10 Minuten

Kochzeit: 15–20 Minuten

Zutaten:

Für 4 Personen

Vorzugsweise 4 Rindersteaks

Stücke wie Lendensteak oder T-Bone-Steak,
2 Zucchini, in lange Scheiben geschnitten

1 Aubergine, in lange Scheiben geschnitten

1 rote Paprika, in Streifen geschnitten

1 gelbe Paprika, in Streifen geschnitten

2 Esslöffel Olivenöl

Saft von 1 Zitrone, 2 Knoblauchzehen, gehackt

Salz und Pfeffer nach Geschmack.

Vorbereitung:

Die Rindersteaks in Zitronensaft, gehacktem Knoblauch, Salz, Pfeffer und Olivenöl mindestens 10 Minuten marinieren. Erhitzen Sie einen Grill oder eine Pfanne bei mittlerer bis hoher Hitze. Rindersteaks auf jeder Seite 5–7 Minuten grillen oder bis der gewünschte Gargrad erreicht ist. Lassen Sie die Steaks vor dem Schneiden einige Minuten ruhen. In der Zwischenzeit im selben Grill oder in der gleichen Pfanne die Zucchini, Auberginen und Paprika grillen, bis sie zart und leicht rauchig sind. Das Gemüse während des Garens mit Olivenöl bestreichen. Mit Salz und Pfeffer würzen. Die Rindersteaks in Scheiben schneiden und mit dem gegrillten Gemüse als Beilage servieren. Servieren Sie das gegrillte Rindersteak mit einer Beilage gegrilltem Gemüse. Guten Appetit!

# ZITRONEN HÜHNERBRUST MIT SAUTEIERTEM SPINAT

Zubereitungszeit: 10 Minuten

(Marinieren) + 15 Minuten

Kochzeit: 15–20 Minuten

Zutaten:

Für 4 Personen

4 Hähnchenbrüste, ohne Haut und ohne Knochen

Saft und abgeriebene Schale von 2 Zitronen

2 Esslöffel Olivenöl

2 Knoblauchzehen, gehackt

200 g frischer Spinat

Salz und Pfeffer nach Geschmack.

**Vorbereitung:**

Die Hähnchenbrüste in Zitronensaft, abgeriebener Zitronenschale, gehacktem Knoblauch, Salz, Pfeffer und Olivenöl mindestens 10 Minuten marinieren. Erhitzen Sie eine Pfanne bei mittlerer Hitze und geben Sie die marinierten Hähnchenbrustfilets hinzu. Pro Seite 6–8 Minuten braten, bis alles gar und goldbraun ist. Während das Huhn kocht, erhitzen Sie eine separate Pfanne mit etwas Olivenöl. Den gehackten Knoblauch dazugeben und einige Sekunden anbraten. Geben Sie frischen Spinat in die Pfanne und braten Sie ihn an, bis er zusammenfällt und sein Volumen reduziert. Den Saft einer Zitrone über den sautierten Spinat pressen. Mit Salz und Pfeffer würzen. Servieren Sie die Zitronen-Hähnchenbrüste auf einem Bett aus sautiertem Spinat. Die Zitronenhähnchenbrust mit sautiertem Spinat servieren. Guten Appetit!

# GEGRILLTER LACHS MIT AVOCADO-SAUCE

Zubereitungszeit: 20 Minuten

Kochzeit: 10-15 Minuten

Zutaten:

Für 4 Personen

4 Lachsfilets, ohne Haut

2 reife Avocados , geschält und entkernt

Saft von 1 Zitrone

2 Esslöffel Olivenöl

2 Knoblauchzehen, gehackt

Salz und Pfeffer nach Geschmack.

**Vorbereitung:**

Die Lachsfilets in Zitronensaft, gehacktem Knoblauch, Salz, Pfeffer und Olivenöl mindestens 10 Minuten marinieren. Erhitzen Sie einen Grill oder eine Pfanne bei mittlerer bis hoher Hitze. Lachsfilets auf jeder Seite 5–6 Minuten grillen oder bis der gewünschte Gargrad erreicht ist. In der Zwischenzeit die Avocados mit Zitronensaft, gehacktem Knoblauch, Salz und Pfeffer in einem Mixer oder einer Küchenmaschine pürieren, bis eine glatte Masse entsteht. Servieren Sie die gegrillten Lachsfilets mit einem großzügigen Löffel Avocadosauce darüber. Den gegrillten Lachs mit Avocadosalsa servieren. Guten Appetit!

# GEBACKENE PUTENFLEISCH BÄLLCHEN MIT GEMISCHTEM SALAT

Zubereitungszeit: 15 Minuten

Kochzeit: 25-30 Minuten

Zutaten:

Für 4 Personen

500 g gehacktes Putenfleisch

1 Ei, 1/2 Tasse Semmelbrösel

2 Esslöffel geriebener Käse

2 Knoblauchzehen, gehackt

Gehackte frische Petersilie nach Geschmack

Salz und Pfeffer nach Geschmack. Für den gemischten Salat:

Gemischter Salat, gewaschen und in Stücke geschnitten

Kirschtomaten, halbiert

Schwarze Oliven, entkernt, Olivenöl-
Dressing, Zubereitung:

Vorbereitung:

In einer Schüssel Putenhackfleisch, Ei,
Semmelbrösel, geriebenen Käse, gehackten
Knoblauch, Petersilie, Salz und Pfeffer
vermischen. Gut vermischen, um die Zutaten
zu kombinieren. Nehmen Sie kleine
Teigportionen und formen Sie
Fleischbällchen in der gewünschten Größe.
Die Fleischbällchen auf ein mit Backpapier
ausgelegtes Backblech legen. Die
Putenfleischbällchen im vorgeheizten Ofen
bei 180 °C 25–30 Minuten garen, bis sie gar
und goldbraun sind. Bereiten Sie in der
Zwischenzeit den gemischten Salat zu, indem
Sie Salat, Kirschtomaten und schwarze
Oliven in einer Schüssel vermischen. Mit
Olivenöl , Balsamico-Essig oder einem
Dressing Ihrer Wahl würzen. Servieren Sie
die gebackenen Putenfleischbällchen mit
dem gemischten Salat als Beilage. Servieren
Sie die gebackenen Putenfleischbällchen mit
einem gemischten Salat.

## SCHWEINEKOTELETTEN MIT PILZSAUCE UND GEDÄMPFTEM BROKKOLI

**Zubereitungszeit: 45 Minuten**

**Kochzeit: 30 Minuten**

**Zutaten:**

**Für 4 Personen**

**4 Schweinekoteletts**

**200 g gemischte Pilze**

**in Scheiben geschnitten,**

**1 Zwiebel, gehackt**

**2 Knoblauchzehen, gehackt**

**200 ml Fleischbrühe**

**100 ml Kochsahne**

**2 Esslöffel Olivenöl**

Gehackte frische Petersilie nach Geschmack

Salz und Pfeffer nach Geschmack. Für die Beilage:

1 Bund Brokkoli, in Röschen geteilt

Saft einer Zitrone, Salz abschmecken

Vorbereitung:

Das Olivenöl in einer Pfanne erhitzen und die Schweinekoteletts von beiden Seiten goldbraun anbraten. Nehmen Sie sie aus der Pfanne und legen Sie sie beiseite. In derselben Pfanne die Zwiebel und den Knoblauch hinzufügen und goldbraun braten. Die Pilze in die Pfanne geben und kochen, bis sie weich sind. Geben Sie die Rinderbrühe und die Kochsahne in die Pfanne. Zum Kochen bringen und dann die Hitze reduzieren. Lassen Sie die Soße kochen, bis sie leicht eindickt. Je nach Geschmack mit Salz und Pfeffer würzen.

Die gehackte frische Petersilie dazugeben
und gut vermischen. Die Schweinekoteletts
wieder in die Pfanne geben und weitere 10
bis 15 Minuten bei mittlerer Hitze garen, bis
sie gar sind. In der Zwischenzeit den
Brokkoli dämpfen, bis er weich ist. Abgießen
und mit Zitronensaft und Salz würzen.
Servieren Sie die Schweinekoteletts mit der
Pilzsauce und gedünstetem Brokkoli als
Beilage. Guten Appetit!

# BRÄTHÄHNCHEN MIT RUCOLA UND TOMATENSALAT

Zubereitungszeit: 15 Minuten

Kochzeit: 1 Stunde

Zutaten:

Für 4 Personen

1 ganzes Huhn, gereinigt und getrocknet

2 Esslöffel Olivenöl

2 Knoblauchzehen, gehackt, Saft von 1 Zitrone

1 Teelöffel süßer Paprika

Salz und Pfeffer nach Geschmack.

Für die Rucola- und Kirschtomaten:

200 g Rucola

200 g Kirschtomaten, halbiert

2 Esslöffel Balsamico-Essig

2 Esslöffel Olivenöl, Salz und Pfeffer nach Geschmack.

Vorbereitung:

Den Backofen auf 180°C vorheizen. In einer Schüssel Olivenöl, gehackten Knoblauch, Zitronensaft, Paprika, Salz und Pfeffer zu einer Marinade vermischen. Verteilen Sie die Marinade auf dem Hähnchen und achten Sie darauf, dass es gut bedeckt ist. Übertragen Sie das Hähnchen auf ein Backblech und garen Sie es etwa eine Stunde lang im vorgeheizten Ofen, oder bis das Hähnchen goldbraun und durchgegart ist. In der Zwischenzeit in einer großen Schüssel Rucola und Kirschtomaten vermischen. Mit Balsamico-Essig, Olivenöl, Salz und Pfeffer würzen. Gut vermischen, um die Gewürze zu verteilen. Sobald das Hähnchen gar ist, lassen Sie es einige Minuten ruhen und schneiden Sie es dann in Scheiben. Servieren Sie das Brathähnchen mit dem Rucola-Kirschtomaten-Salat als Beilage.

# SEEZUNGE AM CARTOCCIO MIT GEDÄMPFTEM GEMÜSE

Zubereitungszeit: 15 Minuten

Kochzeit: 20 Minuten

Zutaten:

Für 4 Personen

4 Seezungenfilets

1 Zucchini, in dünne Scheiben geschnitten

1 Karotte, in dünne Scheiben geschnitten

1 Zwiebel, in dünne Scheiben geschnitten

Saft von 1 Zitrone

2 Esslöffel Olivenöl

Salz und Pfeffer nach Geschmack.

**Vorbereitung:**

Bereiten Sie vier Blätter Backpapier vor und legen Sie jeweils ein Seezungenfilet darauf. Die Zucchini-, Karotten- und Zwiebelscheiben auf jedem Seezungenfilet verteilen. Mit Zitronensaft, Olivenöl, Salz und Pfeffer würzen. Verschließen Sie die Pakete sorgfältig, indem Sie die Ränder falten und gut verschließen. Legen Sie die Päckchen auf ein Backblech und garen Sie sie im vorgeheizten Backofen bei 180 °C etwa 20 Minuten lang oder auf jeden Fall so lange, bis der Fisch gut gegart und das Gemüse zart ist. Die Seezunge in Folie mit dem gedünsteten Gemüse servieren. Guten Appetit!

# GEGRILLTE GARNELENSPIESSE MIT SAUTEIERTEN ZUCCHINI

**Zubereitungszeit: 15 Minuten**

**Kochzeit: 10 Minuten**

**Zutaten:**

**Für 4 Personen**

**16-20 frische Garnelen ,**

**geschält und geschält**

**2 Zucchini, in dicke Ringe geschnitten**

**Saft von 1 Zitrone**

**2 Esslöffel Olivenöl**

**Salz und Pfeffer nach Geschmack.**

**Früher Holzspieße**

**in Wasser eingeweicht**

**Vorbereitung:**

In einer Schüssel die Garnelen mit Zitronensaft, Olivenöl, Salz und Pfeffer etwa 10 Minuten marinieren. Die Garnelen abwechselnd mit den Zucchinischeiben auf Holzspieße stecken. Erhitzen Sie einen Grill oder eine Pfanne bei mittlerer bis hoher Hitze. Kochen Sie die Garnelenspieße auf dem Grill etwa 2 bis 3 Minuten pro Seite oder bis die Garnelen rosa und durchgegart sind. In der Zwischenzeit in einer separaten Pfanne etwas Olivenöl erhitzen und die Zucchinischeiben darin anbraten, bis sie weich sind. Würzen Sie die sautierten Zucchini mit Salz und Pfeffer nach Ihrem Geschmack. Servieren Sie die gegrillten Garnelenspieße mit den sautierten Zucchini als Beilage. Guten Appetit!

# SCHWEINEFILET MIT SENFSOSSE UND GEBACKENEM BLUMENKOHL

Zubereitungszeit: 15 Minuten

Kochzeit: 30-40 Minuten

Zutaten:

Für 4, 4 Schweinefilets

2 Esslöffel Dijon-Senf

2 Esslöffel Honig

2 Esslöffel Olivenöl

2 Knoblauchzehen, gehackt

Saft von 1 Zitrone

Salz und Pfeffer nach Geschmack.

Für die gebackene Blumenkohlbeilage:

1 Blumenkohl, in Röschen geteilt

2 Esslöffel Olivenöl

2 Knoblauchzehen, gehackt, Salz und Pfeffer nach Geschmack.

Zubereitung: Backofen auf 200°C vorheizen. In einer Schüssel Dijon-Senf, Honig, Olivenöl, gehackten Knoblauch, Zitronensaft, Salz und Pfeffer verrühren. Die Soße auf der Oberfläche der Schweinefilets verteilen. Übertragen Sie die Schweinefilets auf ein Backblech und backen Sie sie im vorgeheizten Ofen etwa 25 bis 30 Minuten lang oder bis das Schweinefleisch gar und gebräunt ist. In der Zwischenzeit die Blumenkohlröschen in einer Schüssel mit Olivenöl, gehacktem Knoblauch, Salz und Pfeffer vermengen. Legen Sie den gewürzten Blumenkohl auf ein Backblech und backen Sie ihn im vorgeheizten Ofen etwa 20–25 Minuten lang oder bis der Blumenkohl zart und leicht gebräunt ist. Servieren Sie das Schweinefilet mit Senf und dazu den gebackenen Blumenkohl als Beilage. Guten Appetit!

# HÜHNER-CACCIATORA MIT GERÖSTETEN PAPRIKA

Zubereitungszeit: 15 Minuten

Kochzeit: 40-50 Minuten

Zutaten:

Für 4 Personen

4 Hähnchenschenkel

1 Zwiebel, in Scheiben geschnitten,

2 Knoblauchzehen, gehackt

400 g geschälte Tomaten, gehackt

200 ml Hühnerbrühe

1 Teelöffel getrockneter Oregano

1 Teelöffel getrockneter Rosmarin

1 Teelöffel süßer Paprika

Salz und Pfeffer nach Geschmack.

Für die Beilage zu gerösteten Paprika:

2 Paprika ( rot und gelb ), in Streifen
schneiden

2 Esslöffel Olivenöl,

Salz und Pfeffer nach Geschmack.

Vorbereitung:

Den Backofen auf 180°C vorheizen. In einem
Topf etwas Olivenöl erhitzen und die
Hähnchenschenkel von beiden Seiten
anbraten. Nehmen Sie sie aus der Pfanne
und legen Sie sie beiseite. In den gleichen
Topf die Zwiebel und den Knoblauch geben
und goldbraun braten. Gehackte
Dosentomaten, Hühnerbrühe, Oregano,
Rosmarin, Paprika, Salz und Pfeffer
hinzufügen. Gut mischen. Die
Hähnchenschenkel mit der Tomatensauce
zurück in den Topf geben.

Den Topf abdecken und bei mittlerer bis niedriger Hitze etwa 30 bis 40 Minuten köcheln lassen, oder bis das Hähnchen zart und durchgegart ist. In der Zwischenzeit die mit Öl, Salz und Pfeffer gewürzten Paprikastreifen in einer Auflaufform anrichten. Im vorgeheizten Ofen etwa 20–25 Minuten backen oder bis die Paprika weich und leicht karamellisiert sind. Servieren Sie den Hähnchen-Cacciatore mit gerösteten Paprika als Beilage. Guten Appetit!

# GEGRILLTER THUNFISCH MIT LIMETTENSAUCE UND GURKENSALAT

Zubereitungszeit: 15 Minuten

Kochzeit: 10 Minuten

Zutaten:

Für 4 Personen, 4 Scheiben frischer Thunfisch

Saft und abgeriebene Schale von 2 Limetten

2 Esslöffel Olivenöl

2 Knoblauchzehen, gehackt

Salz und Pfeffer nach Geschmack.

Für den Gurkensalat:

2 Gurken, in dünne Scheiben geschnitten

2 Esslöffel Reisessig

1 Teelöffel Zucker, 1/2 Teelöffel Salz

**Vorbereitung:**

In einer Schüssel Limettensaft, abgeriebene Limettenschale, Olivenöl, gehackten Knoblauch, Salz und Pfeffer zu einer Marinade vermischen. Verteilen Sie die Marinade auf den Thunfischscheiben und achten Sie darauf, dass diese gleichmäßig bedeckt sind. Erhitzen Sie einen Grill oder eine Pfanne bei mittlerer bis hoher Hitze. Grillen Sie die Thunfischscheiben etwa 2 bis 3 Minuten pro Seite oder bis sie außen angebraten, innen aber noch rosa sind. Währenddessen in einer Schüssel die Zutaten für den Gurkensalat vermischen: Gurken, Reisessig, Zucker und Salz. Gut vermischen, um die Zutaten zu kombinieren. Servieren Sie den gegrillten Thunfisch mit einem großzügigen Klecks Limettendressing und dem Gurkensalat als Beilage. Für eine knusprige Note können Sie die Thunfischscheiben optional mit gerösteten Sesamkörnern bestreuen. Guten Appetit!

# LAMMKOTELETTEN MIT GEGRILLTER SPARGELSEITE

Zubereitungszeit: 15 Minuten

Kochzeit: 15–20 Minuten

Zutaten:

Für 4 Personen

8 Lammkoteletts, 2 Esslöffel Olivenöl

2 Knoblauchzehen, gehackt

1 Teelöffel getrockneter Rosmarin

Salz und Pfeffer nach Geschmack.

Für die Beilage zum gegrillten Spargel:

1 Bund Spargel ,

leicht geschälter Boden

2 Esslöffel Olivenöl

Salz und Pfeffer nach Geschmack.

Vorbereitung:

Grill oder beschichtete Pfanne bei mittlerer bis hoher Hitze vorheizen. In einer Schüssel Olivenöl, gehackten Knoblauch, Rosmarin, Salz und Pfeffer vermischen. Verteilen Sie die Marinade auf den Lammkoteletts und achten Sie darauf, dass diese gleichmäßig bedeckt sind. Die Lammkoteletts auf dem Grill oder in der Pfanne etwa 4–5 Minuten pro Seite garen, oder bis sie den gewünschten Gargrad erreicht haben. In der Zwischenzeit den Spargel in einer Schüssel mit Olivenöl, Salz und Pfeffer würzen. Den Spargel auf dem Grill oder in einer Pfanne etwa 5–7 Minuten grillen, dabei gelegentlich wenden, bis er weich und leicht karamellisiert ist. Servieren Sie die Lammkoteletts mit gegrilltem Spargel als Beilage. Guten Appetit!

# CURRY-HÄHNCHEN MIT GEBACKENEM BLUMENKOHL

Zubereitungszeit: 15 Minuten

Kochzeit: 40 Minuten

Zutaten:

Für 4 Personen

4 Hähnchenbrüste, in Würfel geschnitten

1 Blumenkohl, in Röschen geteilt

1 Zwiebel, gehackt

2 Knoblauchzehen, gehackt

2 Esslöffel Currypulver

1 Dose Kokosmilch

2 Esslöffel Olivenöl

Salz und Pfeffer nach Geschmack.

**Vorbereitung:**

**Den Backofen auf 200°C vorheizen. In einer Pfanne das Olivenöl erhitzen und die Zwiebel und den Knoblauch darin goldbraun braten. Das Hähnchen in die Pfanne geben und von allen Seiten anbraten, bis es braun ist. Das Currypulver hinzufügen und gut vermischen, um das Hähnchen gleichmäßig zu bedecken. Blumenkohlröschen und Kokosmilch in die Pfanne geben. Gut vermischen, um die Zutaten zu kombinieren. Stellen Sie die Pfanne in den vorgeheizten Ofen und lassen Sie sie etwa 30 bis 35 Minuten lang garen, oder bis das Hähnchen gar und der Blumenkohl zart ist. Abschmecken und Salz und Pfeffer nach Ihrem Geschmack anpassen. Das Hühnercurry mit dem gebackenen Blumenkohl servieren. Guten Appetit!**

# GEBACKENER LACHS MIT AVOCADO SAUCE UND SPINATSALAT

**Zubereitungszeit: 15 Minuten**

**Kochzeit: 15–20 Minuten**

**Zutaten:**

**Für 4 Personen**

**4 Lachsfilets**

**2 reife Avocados , geschält und entkernt**

**Saft von 1 Zitrone,**

**2 Esslöffel Olivenöl**

**2 Knoblauchzehen, gehackt**

**Salz und Pfeffer nach Geschmack.**

**Für den Spinatsalat:**

**200 g frischer Spinat**

**200 g Kirschtomaten, halbiert**

2 Esslöffel Balsamico-Essig

2 Esslöffel Olivenöl, Salz und Pfeffer nach Geschmack.

Vorbereitung:

Den Backofen auf 200°C vorheizen. In einer Schüssel die Avocados zerdrücken und Zitronensaft, Olivenöl, gehackten Knoblauch, Salz und Pfeffer hinzufügen. Gut vermischen, bis eine glatte Soße entsteht. Die Lachsfilets auf ein mit Backpapier ausgelegtes Backblech legen. Die Avocadosauce über die Lachsfilets verteilen. Backen Sie den Lachs im vorgeheizten Ofen etwa 12 bis 15 Minuten lang oder bis der Lachs nach Ihren Wünschen gar ist. In der Zwischenzeit den Spinat und die Kirschtomaten in einer großen Schüssel vermischen. Mit Balsamico-Essig, Olivenöl, Salz und Pfeffer würzen. Gut vermischen, um die Gewürze zu verteilen. Servieren Sie den gebackenen Lachs mit der Avocadosauce und dem Spinatsalat. Guten Appetit!

# GEBACKENE RINDFLEISCHBÄLLCHEN MIT GRATINIERTEN ZUCCHINI

Zubereitungszeit: 15 Minuten

Kochzeit: 25-30 Minuten

Zutaten:

Für 4 Personen

500 g Hackfleisch, 1 Ei

1/4 Tasse Semmelbrösel

2 Esslöffel gehackte frische Petersilie

1 Knoblauchzehe, gehackt

Salz und Pfeffer nach Geschmack.

Für die geriebene Zucchini-Beilage:

4 Zucchini, in dünne Scheiben geschnitten

1/2 Tasse geriebener Käse

(z.B. Parmesan oder Pecorino)

2 Esslöffel Semmelbrösel

2 Esslöffel Olivenöl

Salz und Pfeffer nach Geschmack.

Vorbereitung:

Den Backofen auf 200°C vorheizen. In einer Schüssel Hackfleisch, Ei, Semmelbrösel, gehackte Petersilie, gehackten Knoblauch, Salz und Pfeffer vermischen. Gut vermischen, um die Zutaten zu kombinieren. Aus der Fleischmasse Frikadellen formen und diese auf ein mit Backpapier ausgelegtes Backblech legen. Legen Sie die Fleischbällchen in den vorgeheizten Ofen und backen Sie sie etwa 20 bis 25 Minuten lang oder bis die Fleischbällchen gar und goldbraun sind.

In der Zwischenzeit in einer Schüssel Zucchinischeiben, geriebenen Käse, Semmelbrösel, Olivenöl, Salz und Pfeffer vermischen. Gut vermischen, um die Zutaten zu kombinieren. Geben Sie die gewürzten Zucchini in eine Auflaufform und garen Sie sie im vorgeheizten Ofen etwa 15 bis 20 Minuten lang oder bis die Zucchini zart und goldbraun sind. Als Beilage die gebackenen Rinderfrikadellen mit geriebenen Zucchini servieren. Guten Appetit!

# GEBACKENER KABELJAU MIT TOMATEN SAUCE UND RUCOLASALAT

Zubereitungszeit: 15 Minuten

Kochzeit: 20-25 Minuten

Zutaten:

Für 4 Personen

4 Kabeljaufilets

2 Tassen Tomatensauce

2 Knoblauchzehen, gehackt

2 Esslöffel Olivenöl

1 Teelöffel getrockneter Oregano

Salz und Pfeffer nach Geschmack.

Für den Rucolasalat:

400 g frische Rucola

Saft von 1 Zitrone, 2 Esslöffel Olivenöl

Salz und Pfeffer nach Geschmack.

Vorbereitung:

Den Backofen auf 180°C vorheizen. In einer Pfanne das Olivenöl erhitzen und den gehackten Knoblauch goldbraun braten. Tomatenpüree, Oregano, Salz und Pfeffer hinzufügen. Gut vermischen, um die Zutaten zu kombinieren. Die Kabeljaufilets auf einem Backblech anrichten und die Tomatensauce darüber gießen. Im vorgeheizten Ofen etwa 20–25 Minuten backen, oder bis der Kabeljau gar ist und die Soße heiß und leicht reduziert ist. In der Zwischenzeit in einer Schüssel Rucola, Zitronensaft, Olivenöl, Salz und Pfeffer zu einem Salatdressing verrühren. Servieren Sie den gebackenen Kabeljau mit der Tomatensauce und dem Rucola. Guten Appetit!

# GEDÄMPFTER LACHS MIT SAUTEIERTEM SPARGEL

Zubereitungszeit: 10 Minuten

Kochzeit: 15–20 Minuten

Die Zutaten:

Für 4 Personen

4 Lachsfilets

1 Bund frischer Spargel

Zitronensaft

Salz und Pfeffer nach Geschmack.

Olivenöl

**Vorbereitung:**

Den Backofen auf 180°C vorheizen. Die Lachsfilets auf Backpapier legen. Den Lachs mit Zitronensaft, Salz und Pfeffer würzen. Verschließen Sie das Backpapier, sodass eine luftdichte Verpackung um den Lachs entsteht. Den Lachs im vorgeheizten Ofen etwa 15–20 Minuten lang dämpfen, bis er gar ist. In der Zwischenzeit den Spargel in kochendem Salzwasser einige Minuten blanchieren und dann abtropfen lassen. Eine Pfanne mit etwas Öl erhitzen und knusprig anbraten. Den Spargel mit Salz und Pfeffer würzen. Den gedämpften Lachs mit dem sautierten Spargel servieren.

# HÜHNERBRUST GEFÜLLT MIT KÄSE UND SPINAT MIT SAUCE-PILZEN

Zubereitungszeit: 15 Minuten

Kochzeit: 25-30 Minuten

Zutaten:

Für 4 Personen

4 Hähnchenbrustfilets ohne Haut

Käse (zum Beispiel ,

Mozzarella oder Provola ) , frischer Spinat

Salz und Pfeffer nach Geschmack, Olivenöl

In Scheiben geschnittene gemischte Pilze

Gehackter Knoblauch, Zitronensaft

Gehackte frische Petersilie

Vorbereitung:

Den Backofen auf 200°C vorheizen. Bereiten Sie die Hähnchenbrüste vor, indem Sie sie wie ein Buch aufschlagen und mit Käsescheiben und frischem Spinat füllen. Die Hähnchenbrüste verschließen und mit einem Zahnstocher fixieren. Erhitzen Sie das Olivenöl in einer Pfanne bei mittlerer bis hoher Hitze und braten Sie die Hähnchenbrüste darin goldbraun an. Legen Sie die Hähnchenbrust auf ein Backblech und backen Sie sie etwa 20 bis 25 Minuten lang im Ofen, oder bis das Hähnchen gar ist und der Käse geschmolzen ist. In der Zwischenzeit in einer separaten Pfanne das Olivenöl bei mittlerer Hitze erhitzen und den gehackten Knoblauch und die in Scheiben geschnittenen Pilze hinzufügen. Braten Sie sie, bis sie zart und goldbraun sind. Den Zitronensaft über die Pilze pressen und mit der gehackten Petersilie bestreuen. Servieren Sie die gefüllten Hähnchenbrüste mit einer Beilage aus sautierten Pilzen.

# IN DER PFANNE GEFÜTTERTE GARNELEN MIT KNOBLAUCH UND PETERSILIE, SERVIERT MIT SPARGEL

Zubereitungszeit: 10 Minuten

Kochzeit: 5-7 Minuten

Zutaten:

Für 4 Personen

500 g frische Garnelen ,

geschält und sauber

3-4 gehackte Knoblauchzehen

Frische Petersilie, gehackt

Zitronensaft

Salz und Pfeffer nach Geschmack.

Olivenöl

**Vorbereitung:**

Etwas Olivenöl in einer Pfanne bei mittlerer bis hoher Hitze erhitzen. Den gehackten Knoblauch dazugeben und einige Sekunden anbraten. Die Garnelen dazugeben und auf jeder Seite 2 bis 3 Minuten braten, bis sie rosa und undurchsichtig sind. Mit Salz, Pfeffer und Zitronensaft abschmecken. Mit reichlich gehackter Petersilie bestreuen. Servieren Sie die gebratenen Garnelen mit Knoblauch, Petersilie und einer Spargelgarnitur.

# EIER-OMELET MIT KNUSPRIGEM SPECK UND GEMISCHTEM SALAT

Zubereitungszeit: 10 Minuten

Kochzeit: 10-12 Minuten

Zutaten:

Für 4 Personen

6 Eier

Knuspriger Speck, gewürfelt

Geriebener Käse (optional)

Salz und Pfeffer nach Geschmack ., Olivenöl

Gemischter Salat (wie Kopfsalat ,

Rucola, Radicchio )

Salatdressing ( wie

Balsamico-Essig oder Olivenöl )

**Vorbereitung:**

Etwas Olivenöl in einer beschichteten Pfanne bei mittlerer Hitze erhitzen. Den knusprigen Speck dazugeben und goldbraun und knusprig braten. Eier in einer Schüssel verquirlen, mit Salz und Pfeffer würzen. Die geschlagenen Eier mit dem knusprigen Speck in die Pfanne geben . Das Omelett 5-6 Minuten lang backen oder bis es auf der Unterseite leicht gebräunt ist. Drehen Sie das Omelett auf einem Teller um und lassen Sie es weitere 5–6 Minuten kochen. Das Omelett in Stücke schneiden und heiß mit dem gemischten Salat nach Geschmack servieren.

# NEBENREZEPTE

# AVOCADO-GURKEN-SALAT

**Zubereitungszeit: 10 Minuten**

**Kochzeit: 0 Minuten**

**Dosierung für: 4 Personen**

**Zutaten:**

**2 reife Avocados**

**2 mittelgroße Gurken**

**1/2 rote Zwiebel, fein gehackt (optional)**

**1/4 Tasse gehackter frischer Koriander**

**2 Esslöffel Limettensaft**

**1 Esslöffel Olivenöl**

**Salz und Pfeffer nach Geschmack**

## Vorbereitung

Gurken waschen und trocknen. Schneiden Sie sie der Länge nach in zwei Hälften und dann in dünne Scheiben. Die Avocados schälen und halbieren. Entfernen Sie den Stein und schneiden Sie sie in Würfel. In einer großen Schüssel Gurken, Avocado, rote Zwiebeln (falls verwendet), Koriander, Limettensaft, Olivenöl, Salz und Pfeffer vermischen. Zum Kombinieren vorsichtig umrühren. Sofort servieren und die Frische dieses Salats genießen!

# GEBACKENER SPARGEL MIT PARMESAN

**Zubereitungszeit: 15 Minuten**

**Kochzeit: 20 Minuten**

**Dosierung für: 4 Personen**

**Zutaten:**

**1 Bund frischer Spargel**

**2 Esslöffel Olivenöl**

**Salz und Pfeffer nach Geschmack**

**4 Esslöffel geriebener Parmesan**

## Vorbereitung

Den Backofen auf 200°C vorheizen. Den
Spargel waschen und trocknen. Schneiden
Sie die holzigen Enden der Stängel ab. Den
Spargel auf einem Backblech anrichten. Mit
Olivenöl, Salz und Pfeffer beträufeln. Mit
geriebenem Parmesan bestreuen. 20 Minuten
backen oder bis der Spargel zart und
goldbraun ist. Sofort als Beilage oder leckere
Vorspeise servieren.

# MIT KÄSE GEFÜLLTE PILZE

Zubereitungszeit: 20 Minuten

Kochzeit: 25 Minuten

Dosierung für: 4 Personen

Zutaten:

20 mittelgroße Champignons

1 Knoblauchzehe, gehackt

2 Esslöffel Butter

1/4 Tasse Semmelbrösel

1/4 Tasse geriebener Käse

(Parmesan, Pecorino, Gruyere, Wahl)

2 Esslöffel gehackte frische Petersilie

Salz und Pfeffer nach Geschmack

## Vorbereitung

Den Backofen auf 180°C vorheizen. Reinigen
Sie die Pilze mit einem feuchten Tuch.
Schälen Sie die Stiele vorsichtig ab und
lassen Sie die Kappen intakt. In einer Pfanne
die Butter bei mittlerer Hitze erhitzen. Den
gehackten Knoblauch etwa 30 Sekunden
lang anbraten, bis er duftet. Fügen Sie die
gehackten Pilzstiele hinzu und kochen Sie sie
2-3 Minuten lang oder bis sie weich sind.
Vom Herd nehmen und Semmelbrösel,
geriebenen Käse, Petersilie, Salz und Pfeffer
hinzufügen. Gut mischen. Füllen Sie die
Pilzkappen mit der vorbereiteten Mischung.
Die gefüllten Champignons auf einem mit
Backpapier ausgelegten Backblech
anrichten. 20–25 Minuten backen oder bis
die Pilze goldbraun und die Füllung heiß
sind. Heiß als leckere Beilage servieren.

# BROKKOLI MIT KNOBLAUCHBUTTER BRATEN

**Zubereitungszeit: 10 Minuten**

**Kochzeit: 10 Minuten**

**Dosierung für: 4 Personen**

**Zutaten:**

**2 mittelgroße Brokkoli**

**3 Esslöffel Butter**

**1 Knoblauchzehe, gehackt**

**1 Tasse Wasser**

**Salz und Pfeffer nach Geschmack**

**Vorbereitung**

Den Brokkoli waschen und in Röschen schneiden. In einer Pfanne die Butter bei mittlerer Hitze erhitzen. Den gehackten Knoblauch etwa 30 Sekunden lang anbraten, bis er duftet. Die Brokkoliröschen dazugeben und unter häufigem Rühren 2-3 Minuten kochen lassen. Gießen Sie das Wasser hinzu und kochen Sie es bei abgedeckter Hitze 5–7 Minuten lang oder bis der Brokkoli zart, aber noch knusprig ist . Salz und Pfeffer nach Geschmack. Sofort als leichte und leckere Beilage servieren.

# GEGRILLTE ZUCCHINI MIT AROMATISCHEN KRÄUTERN

**Zubereitungszeit: 15 Minuten**

**Kochzeit: 10 Minuten**

**Dosierung für: 4 Personen**

**Zutaten:**

**4 mittelgroße Zucchini**

**2 Esslöffel Olivenöl**

**1 Knoblauchzehe, gehackt**

**1/4 Tasse gehackte frische Petersilie**

**1 Esslöffel gehacktes frisches Basilikum**

**1/2 Teelöffel getrockneter Thymian**

**Salz und Pfeffer nach Geschmack**

**Vorbereitung**

Die Zucchini waschen und in etwa 1 cm dicke Längsscheiben schneiden. In einer großen Schüssel die Zucchini mit Olivenöl beträufeln. Den gehackten Knoblauch, die Petersilie, das Basilikum, den Thymian, Salz und Pfeffer hinzufügen. Gut vermischen, um die Aromen zu vermischen. Erhitzen Sie einen Grill oder eine beschichtete Pfanne bei mittlerer bis hoher Hitze. Grillen Sie die Zucchini auf jeder Seite 2–3 Minuten lang oder bis sie goldbraun sind und leichte Flecken aufweisen. Sofort als leckere Beilage servieren.

# GEBACKENER BLUMENKOHL MIT MANDEL SEMMELBRÖSELN

**Zubereitungszeit: 20 Minuten**

**Kochzeit: 30 Minuten**

**Dosierung für: 4 Personen**

**Zutaten:**

**1 mittelgroßer Blumenkohl**

**2 Esslöffel Olivenöl**

**1/4 Tasse Mandelsemmelbrösel**

**2 Esslöffel geriebener Parmesan**

**1/4 Tasse gehackte frische Petersilie**

**Salz und Pfeffer nach Geschmack**

## Vorbereitung

Den Backofen auf 200°C vorheizen. Den
Blumenkohl waschen und in Röschen
schneiden. In einer großen Schüssel die
Blumenkohlröschen mit Olivenöl beträufeln.
In einer separaten Schüssel Mandelbrösel,
geriebenen Parmesan, Petersilie, Salz und
Pfeffer vermischen. Bestreuen Sie die
Blumenkohlröschen mit der Mandel-
Semmelbrösel-Mischung und achten Sie
darauf, dass sie gut bedeckt sind. Den
Blumenkohl auf ein mit Backpapier
ausgelegtes Backblech legen. 20–30 Minuten
backen oder bis der Blumenkohl goldbraun
und knusprig ist. Heiß als köstliche Beilage
servieren.

# CHINESISCHER KOHL-PFEFFER-SALAT

**Zubereitungszeit: 15 Minuten**

**Kochzeit: 0 Minuten**

**Dosierung für: 4 Personen**

**Zutaten:**

**1/2 Pak Choi, in dünne Scheiben geschnitten**

**1 rote Paprika, in Streifen geschnitten**

**1 gelbe Paprika, in Streifen geschnitten**

**1/4 Tasse rote Zwiebel**

**fein gehackt (optional)**

**2 Esslöffel Olivenöl**

**2 Esslöffel Zitronensaft**

**1 Esslöffel Apfelessig**

1/2 Teelöffel Senfkörner

Salz und Pfeffer nach Geschmack

Vorbereitung

In einer großen Schüssel den geschnittenen Pak Choi, die zerkleinerten Paprikaschoten und die gehackten roten Zwiebeln (falls verwendet) vermischen. In einer kleinen Schüssel Olivenöl, Zitronensaft, Apfelessig, Senfkörner, Salz und Pfeffer verrühren. Das Dressing über den Salat gießen und gut vermischen. Sofort als frische und leichte Beilage servieren.

# GEGRILLTE AUBERGINEN MIT TOMATENSAUCE

Zubereitungszeit: 20 Minuten

Kochzeit: 30 Minuten

Dosierung für: 4 Personen

Zutaten:

2 mittelgroße Auberginen

2 Esslöffel Olivenöl

Salz und Pfeffer nach Geschmack

Für die Tomatensauce:

400 g geschälte und pürierte Tomaten

1 Knoblauchzehe, gehackt

1/4 rote Zwiebel, fein gehackt

1 Esslöffel gehacktes frisches Basilikum

1 Esslöffel Olivenöl

Salz und Pfeffer nach Geschmack

## Vorbereitung

Auberginen waschen und in etwa 1 cm dicke Scheiben schneiden. Die Auberginenscheiben mit Olivenöl, Salz und Pfeffer bestreichen. Erhitzen Sie einen Grill oder eine beschichtete Pfanne bei mittlerer bis hoher Hitze. Die Auberginen auf jeder Seite 2-3 Minuten grillen, bis sie goldbraun und leicht verkohlt sind. Während die Auberginen kochen, bereiten Sie die Tomatensauce zu. In einer Pfanne das Olivenöl bei mittlerer Hitze erhitzen. Den gehackten Knoblauch und die fein gehackte Zwiebel etwa 30 Sekunden lang anbraten, bis sie duften . Die geschälten und pürierten Tomaten, das gehackte Basilikum, Salz und Pfeffer hinzufügen. Bei schwacher Hitze 15–20 Minuten unter gelegentlichem Rühren kochen, bis die Sauce eingedickt ist. Sobald die Auberginen gegrillt sind, legen Sie sie auf eine Servierplatte. Die heiße Tomatensauce über die Auberginen gießen. Heiß als köstliche Beilage servieren.

# SAUTIERTER SPINAT MIT PINIENKERNEN UND ROSINEN

Zubereitungszeit: 10 Minuten

Kochzeit: 10 Minuten

Dosierung für: 4 Personen

Zutaten:

500 g frischer Spinat

2 Esslöffel Olivenöl

2 Knoblauchzehen, gehackt

50 g Pinienkerne

50 g Sultaninen

Salz und Pfeffer nach Geschmack

**Vorbereitung**

Den Spinat sorgfältig waschen und gut abtropfen lassen. In einer Pfanne das Olivenöl bei mittlerer Hitze erhitzen. Den gehackten Knoblauch 30 Sekunden lang anbraten, bis er duftet. Die Pinienkerne hinzufügen und 1-2 Minuten unter ständigem Rühren goldbraun kochen. Die Sultaninen hinzufügen und eine weitere Minute kochen lassen. Den Spinat in die Pfanne geben und 3-4 Minuten unter häufigem Rühren kochen, bis er zusammenfällt. Salz und Pfeffer nach Geschmack. Den sautierten Spinat mit Pinienkernen und Rosinen sofort als Beilage servieren.

# RUCOLASALAT MIT AVOCADO UND KÜRBISKERNEN

**Zubereitungszeit: 15 Minuten**

**Kochzeit: 0 Minuten**

**Dosierung für: 4 Personen**

**Zutaten:**

**200 g Rucola**

**1 reife Avocado, in Würfel geschnitten**

**50 g Kürbiskerne**

**1/4 Tasse zerbröckelter Feta-Käse**

**2 Esslöffel Olivenöl**

**1 Esslöffel Zitronensaft**

**Salz und Pfeffer nach Geschmack**

## Vorbereitung

**Den Rucola gründlich waschen und gut trocknen. In einer großen Schüssel Rucola, gewürfelte Avocado, Kürbiskerne und zerbröckelten Feta-Käse vermischen. In einer kleinen Schüssel Olivenöl, Zitronensaft, Salz und Pfeffer verrühren. Das Dressing über den Salat gießen und gut vermischen. Servieren Sie den Rucola-Salat mit Avocado und Kürbiskernen sofort als frische Vorspeise oder leichte Beilage. Tipps: Anstelle von Kürbiskernen können Sie auch andere Trockenfrüchte wie Walnüsse oder Mandeln verwenden. Rucola-Salat mit Avocado und Kürbiskernen kann auch als Dressing für Pasta oder als Füllung für Sandwiches serviert werden.**

# ABSCHLUSS

„Vielen Dank an alle unsere Leser, dass Sie sich entschieden haben, mit uns die Welt der Atkins-Diät 2025 zu erkunden . Wir hoffen, dass dieses Buch Sie bei jedem Schritt auf Ihrem Weg zu einem gesünderen, glücklicheren Leben inspiriert und begleitet hat und wir sind dankbar für die Gelegenheit, dieses wertvolle Wissen mit Ihnen zu teilen. Bevor wir zum Schluss kommen, möchten wir Sie bitten, Ihre Erfahrungen mitzuteilen, indem Sie eine ehrliche Rezension zu diesem Buch hinterlassen und uns helfen, es zu verbessern Wir möchten Ihnen weiterhin hochwertige, nützliche Ressourcen anbieten und wünschen Ihnen allen eine glänzende und erfolgreiche Zukunft mit Ihrer neuen Vision von Gesundheit und Wohlbefinden. Ich hoffe, dieses Buch hat Ihnen die Informationen und Werkzeuge gegeben, die Sie benötigen, um Ihre Reise in ein gesünderes, glücklicheres Leben zu beginnen . Die Atkins-Diät 2025 ist eine wirksame und nachhaltig, das Ihnen helfen kann, Gewicht zu verlieren, Ihre Gesundheit zu verbessern und Ihre Energie zu steigern. Denken Sie daran, dass dies erst der Anfang Ihrer Reise ist. Um dauerhafte Ergebnisse zu erzielen, ist ein gesunder Lebensstil wichtig, der eine ausgewogene Ernährung, regelmäßige körperliche Aktivität und Stressbewältigung umfasst. Ich möchte Ihnen dafür danken, dass Sie mein Buch gelesen haben und mir die Gelegenheit gegeben haben, meine Leidenschaft für Gesundheit und Wellness mit Ihnen zu teilen. Ich wünsche Ihnen alles Gute auf Ihrem Weg in ein gesünderes und glücklicheres Leben. Mit Liebe,

[KLARLOCK]